U0235662

经方实践方法

冯向东 著

史继峰　冯钰坤　协助整理

人民卫生出版社

图书在版编目（CIP）数据

经方实践方法 / 冯向东著 .—北京：人民卫生出
版社，2019

ISBN 978－7－117－28431－8

Ⅰ.①经… Ⅱ.①冯… Ⅲ.①中医临床－经验－中国
－现代 Ⅳ.① R249

中国版本图书馆 CIP 数据核字（2019）第 079534 号

| 人卫智网 | www.ipmph.com | 医学教育、学术、考试、健康，购书智慧智能综合服务平台 |
| 人卫官网 | www.pmph.com | 人卫官方资讯发布平台 |

经方实践方法

著　　者：冯向东
出版发行：人民卫生出版社（中继线 010-59780011）
地　　址：北京市朝阳区潘家园南里 19 号
邮　　编：100021
E - mail：pmph @ pmph.com
购书热线：010-59787592　010-59787584　010-65264830
印　　刷：北京画中画印刷有限公司
经　　销：新华书店
开　　本：710×1000　1/16　印张：12　插页：2
字　　数：203 千字
版　　次：2019 年 6 月第 1 版　2019 年 6 月第 1 版第 1 次印刷
标准书号：ISBN 978-7-117-28431-8
定　　价：55.00 元

打击盗版举报电话：010-59787491　E-mail：WQ @ pmph.com
（凡属印装质量问题请与本社市场营销中心联系退换）

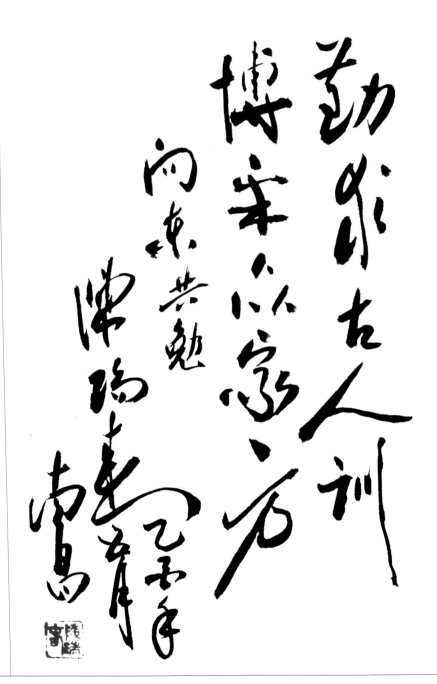

勤求古人训　博采众家方

陈瑞春先生题词

3

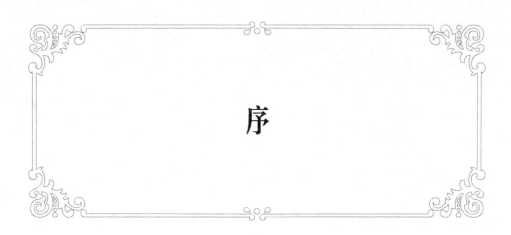

序

　　《伤寒论》的突出成就，是首创六经辨证论治体系，推演其变化，则灵妙无穷。所载113方，乃"经方"，被后世誉为"医方之祖"。"经方"之所以历数千年而不衰，是因其"经典"内涵，在后世医家孜孜以求的探索、实践中，代不乏贤，薪火相传，于创新中得以升华，成为中医学一座永恒的丰碑。

　　冯向东先生是"经方"的积极践行者，所著《经方实践方法》，旨在探讨"经方"应用中必须首重六经辨证论治之真谛，而后四诊合参，依次辨其证候、病有轻重缓急，证有进退出入、传变、坏病等，若能辨证准确，则方之与法，自可灵思妙用。例如冯先生在柴胡加龙骨牡蛎汤、小青龙汤等方的临床应用中，较为娴熟地处理了以上关系。作为学者，贵在勤于思考，勇于实践。

　　中医药学是打开中华优秀传统文化宝库的钥匙，是优秀中华文化的瑰宝。为打开这个伟大宝库，弘扬优秀中华文化，需要一大批像冯先生这样勤于思考、上下求索的中青年学者，共同奋斗。

　　冯先生《经方实践方法》业已成书，邀余作序，感其诚意，余愿与之共勉，是为序。

梅国强

2016年10月于武汉

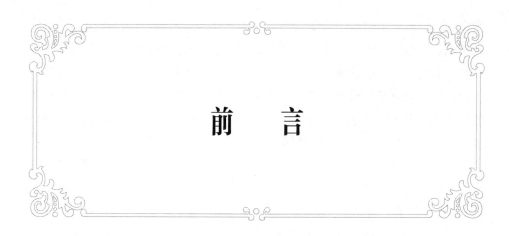

前　言

　　我出生在山西孝义永安古镇老街边的一所小院中。无论如何也无法忘记小时候，妈妈领着二哥背着发烧的我，在夜里穿行在昏暗狭窄街道，去医院求医的事情。那匆匆的脚步声，时时刻刻敲响在我耳边。本来我是喜欢文史专业的，该考学时，父母却坚持让我学中医，虽不情愿，但还是顺从了，从此开始了学习中医的历程。

　　可是在中医学院快毕业的时候，妈妈得了哮喘，所有的计划都改变了，只能回到故乡照顾妈妈。从此用了三年的时间，翻遍所有能查到的治疗哮喘病的资料，试用了无数方剂，终于让妈妈的病得以痊愈。这也是我为什么在后来的临床中，偏爱肺病专业的原因。在其后的临床实践中，我开发研制了制剂"麻杏口服液"，同时也获得山西省科委星火计划奖。在"麻杏口服液"的研制过程中，与广誉远中药厂的师傅们在工作中，学习到了许多制剂工艺方面的知识，对丸、散、膏、丹等制备工艺也有了体会，中医学方面的知识也得到了进一步的丰富。

　　到了 1998 年，正值全国各个行业进行产业结构调整，我被抽调主持全市的中药材种植方面的工作。在此期间我跑遍了全国道地药材的产区，向当地的药农在中药材种植的环境、气候、土壤、施肥、采集、加工、鉴别等方面进行了系统的学习，其中有许多书本上没有的知识，尤其是对道地药材的鉴别，方法简单，效果准确，极大地拓展了我的学习思路。

　　记得 2002 年的冬天特别的冷，"非典"来袭。对抗此顽症期间，有幸结识了恩师朱进忠先生，在他的面前，一向自负的我，才发现在中医学方面还没有入门，于是下决心跟朱老学习。得先师认可，随师习诊两年余，尽得恩师传授。在恩师"天人相应""疑难病症从肝论治"的理论指导下，对内科疑难杂病有了全新的认识。学业结束后，总觉得《伤寒论》的许多条文习不明白，经朱老介绍，得遇伤寒大师陈瑞春先生。时值陈老身体有恙，与陈老的大公子一边照顾陈老，一边悉心学习，有幸得陈老庭训。对《伤寒论》113方、397法有了新的认识。陈老结合其五十年的临床经验，把《伤寒论》中经典处方的实践，自己的心得体会，临证中的应对方法都进行了细心传授，我深感终身受用不尽。并且从这些老中医的身上也学习到了敬业的品德，更增强了我对中医的热爱。

　　但不幸的是在我随陈老学习完后不到一年，两位恩师先后都走了，这怎不叫人扼腕长叹：天妒英才！悲痛之余，老师的薪火不能断。于是结合自己的临床实践和学习中的心得，把老师们临证中的经验与方法，一并整理出来，奉献给同道们，于是就有了此书的出版。

冯向东

2018 年 1 月

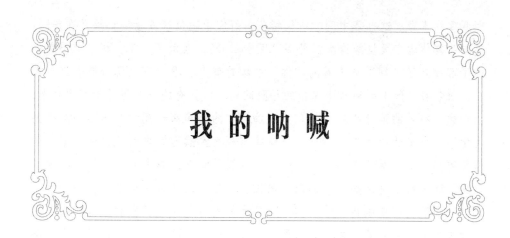

我 的 呐 喊

中医学的根本核心究竟是什么？五千年的文明史，五千年的中医药文化。我的老师陈瑞春先生在其《中医的路该怎么走？》一文中用"二胡"作比中医文化，是中医药的民族性的问题。

中医药文化源远流长，它完完全全是与中国的传统文化息息相关的。它的理论来源于中国的哲学，它的药材取之于自然于我们这块土地的恩赐。所以从古到今都是以人为本，因时因地因人而异来研究人的生理病理现象，根据这种理论指导临床，对千差万别的症状进行"辨证论治"。而在我们中华民族的历史上从没有过像欧洲那样几百万、上千万人死亡的瘟疫灾难，都是因为"天佑我中华有中医"，对于我们华夏民族的繁衍生息有着极其辉煌灿烂的业绩。

前一段时间有人叫嚣取缔中医，这些看似可笑的无知，难道我们这些中医的传承人了解以后不感到后脊骨发冷吗？危机是存在的，也是现实的。我们这支庞大的中医队伍中不就有些人是"洋装穿在身，没有中国心"吗？试想，中医发展走了五十多年的崎岖道路，时至今日，似乎仍然没有走出误区，中医能不陷入困难的境地吗？

在二十多年的临床医疗实践中，为了明确诊断也常常利用各种物理诊断、生化检验。但在诊断明确的前提下，运用纯中药处方治疗内科领域中的某些病，疗效并不在西医之下，而且有许多的疑难病证的疗效往往是西药所不能达到的。

何谓疑难病证？临床中经常遇到西医们不能治疗的说是让去找个中医调

理调理的患者。这也是中国的一大特色，好像中医包容万物。如果是在美国、英国等其他国家又推给谁去？然而"医者仁心"，西医不管了，树下够得着的桃子都摘走了，剩下够不着的"你"中医看着办。难道我们忍心看着患者数日、数年甚或数十年辗转于保命的寻医问药之路，有的长期缠绵于病榻之上，由于缺乏有效的治疗手段，转化为更加严重的疾病而致死亡？作为一名祖国文化培养出来的中医工作者如何能够等闲视之？然而疑难病证治法之路的崎岖又可想而知。所谓难治，一者患者症状极其繁杂，或者症状又极其缺少或少见，而又难于确定病机、病因、病位、病性等，这些病证既有内科的，又有妇科、眼科、皮肤科、外科的，而且大都是常见病、多发病。这些病证虽然比较多见，可偏偏存在的问题最多。按西医目前的水平，多数疾病无法明确诊断，而中医使用的一些常规辨证方法，由于过正或过曲，甚或少见的一些症状有时也是无从下手。但是对于这些常见或少见疾病中的疑难问题，应该采用什么方法治疗呢？其中又有哪些普遍的规律可以遵循呢？如何获得治疗这些病证的战机，达到迅速治愈疗效呢？

"非伤寒不可以治大病，非伤寒不可以成大家。"我们经常讲"饮水思源"这句话，什么是"源"？源就是根。中医的根是什么？就是指《内经》《神农本草经》《伤寒论》和《金匮要略》等经典。这些著作总结了上古三千年或更长时期中医学的精华，是名副其实的中医的根。忘了这些就等于背叛了自己的祖宗。它们的理、法、方、药贯穿于中医临床各科，有效地指导着临床实践，为后世各家学说的形成打下了最坚实的基础。

但在中医学中到底什么是核心中的核心呢？我们在生活中或是科学实践中讲最多的一个词可能就是"方法"了。为什么不是讲"圆法"或"柱法"等什么的，而是叫"方法"，而中医又有"处方""药方""配方"等呢？说明"方法"这个词由中医而来，讲的是"方"和"法"：有"方"即有"法"，而有"法"不一定是"方"。故此"方"就太重要了。

有"方"即可处"法"，例如有些不一定有多少医学理论的人，用一些"秘方""验方""偏方"治疗一些让现代科技手段和中医临床家们都束手无策的病证，屡屡获效，甚至痊愈，就充分证明这些"方"是多么的宝贵。但是由于历史的、利益的原因，这些宝贵的中医学财富得不到广泛的推广。然而对于"方"来讲，是祖宗留给我们的财富。我们经常用"汗牛充栋"这个词来形容中医典籍的浩繁，然而如何寻觅在临床上能够实实在在治愈患者的秘方呢？

　　陈瑞春先生在世时讲，中医的"秘方"在哪里？如果有的话，《伤寒论》和《金匮要略》中的处方都是秘方。张仲景的著作中，有方有药的条文那就太重要了。这些经方是经过千锤百炼的经验累积，其组织严密、配伍精当，是历经若干代人，数千年积攒下来的文化瑰宝，是方剂的鼻祖，后世的方剂都是依据经方的法度化裁出来的。故此，方证的理论是一种高层次、终端性的治疗疾病的方法，它能够使辨证的思维最直接地体现到医疗实践中。

　　说到底，临床治病得有"方"，无论是什么方都应当强调经典的原始方是临床治病最直接有效的武器，也是中医药传承和发展的主要依据。历史赋予了我们神圣的使命，继承和发展是我们必须承担的责任，这个责任就是当患者病魔缠身的时候你能不能开出一张好处方。

　　方古人之法，究今世之路。

冯向东

2018 年 1 月

目　录

桂枝汤是天下第一方，有群方之冠的美誉。在《伤寒论》中为第一方不难理解，但为《温病条辨》第一方，其精义所在，自是温病家不言而喻的了。

当归四逆汤为第二，是因为其方可以反佐桂枝汤其含义，殊途同归，同样是调和营卫，而其方略显示了仲景公之神奇夺天工之技，令人叹服。

三、麻黄汤

纯阳之剂，刚烈无比。刘渡舟先生誉为仲景公"云龙三现"的治喘要方。青龙腾飞于九天之外，妙用之法跃然于临证绝唱中。

四、麻杏石甘汤

麻杏石甘汤是温病发汗逐邪之主剂，是治疗小儿肺炎第一方。

五、小青龙汤

小青龙汤内化寒饮，外散风寒，广泛地应用于呼吸系统疾病，许多医家认为是仲景对中医科学的伟大贡献，也是留给后世医者的至宝。

九、柴胡加龙骨牡蛎汤 …………………………………… **53**

柴胡加龙骨牡蛎汤，是一张特别的处方。前贤认为"其证候少见，其方义杂糅，应用很少。"然而经过实践之后，你就会知道仲景公留给我们的是多么宝贵的财富。

一〇、五苓散 …………………………………………… **62**

《内经》云："膀胱者，州都之官，津液藏焉，气化则能出矣。"五苓散专为通阳化气行水而设，是治疗水液停滞最可靠的方剂。

一一、当归芍药散 ……………………………………… **70**

当归芍药散该方多奇效，被历代医家所重视。现代更是被广泛地应用到诸多脾虚肝郁的病证中，是妇科慢性病的经典配方。

　　大黄附子细辛汤是仲景开温下之先河的方剂，也是温下之法的祖方。《医宗金鉴》曰："腹满而痛，脾实邪也；胁下满痛，肝实邪也。"此乃寒实内结疼痛的第一要方。

　　麻黄附子细辛汤，业内人称之为"三阳开泰"，是一张十分难驾驭的方子。但是在现代临床上应对抗生素滥用肝肾功能受损，非其勇烈不能成功。

　　左青龙，右白虎，一散寒水之邪，二散风热之邪。其方，麻黄之用量是《伤寒论》《金匮要略》诸方中最重的。功效神奇，是许多疑难病症的不二之选。

一九、生姜泻心汤.......................... **104**

胃中不和，看似一般。差之毫厘，谬以千里。一个"下之后"，另一个则为"伤寒汗出"之后。对这种寒热夹杂，虚实并存的病证，细节的辨证尤为重要。

二〇、大黄黄连泻心汤.......................... **107**

心为君火，化生血液，血即火之魄，火升故血升，火降即血降。用大黄黄连泻心汤取其气，薄其味，绞汁而饮，既可清气分之热，也可直泻血中之火。

二一、附子泻心汤.......................... **112**

上热下寒，寒热互杂，表里同病。仲景公执简御繁，上取大黄黄连泻心汤味薄轻清以祛邪热，下以附子扶阳温经以固表，分途施治，同时奏功，不但有用药之妙的慧心，又有神鬼不测之妙算。

二二、甘草泻心汤.......................... **115**

甘草泻心汤是仲景公用于治疗庸医误下之法。论其证时本来就已误下，而又"复下之"，故使"心下硬痞而满"。胃中虚，故以甘草为君，调中而除烦。

二三、旋覆代赭汤.......................... **118**

仲景公用此方治疗正虚不归元，为承接上下之圣方。胃气亏虚，三焦失职，阳无所归而不升，阴无所纳而不降。用旋覆代赭承领上下，定中州而使否转为泰，归元而固下。

二四、甘草汤、桔梗汤 **121**

甘草、桔梗从远古走来，神奇的故事，华丽的篇章，动人的歌谣，总是让我们不能释怀，那就让我们感动吧。

二五、甘草附子汤.......................... **124**

甘草附子汤乃治风湿之祖方。寒邪胜则痛痹，风邪胜则行痹，湿邪胜而凝滞风寒。术附合而扶阳祛寒，桂甘合而通心阳，温阳化气，燥湿止痛而收全功。

二六、黄连汤................................ **127**

黄连汤乃和解之方。寒邪直中胃脘，胸中热邪不得降，而胸中为里之表，腹中为里之里，上阻膈而寓火，下遏胃阳而成寒，故而在形身之半表半里，上下阻隔而成上火下寒。仲景公潜心用桂枝宣阴阳，用连、姜清上温下，遂解此邪。

三一、大柴胡汤 **149**

大柴胡汤是一张疗效卓著的名方。根据其方义衍生出了很多配方，并且在临床上取得非凡的疗效，被国内许多医院认可。

三二、真武汤 **154**

真武又名玄武。玄武，北方之神，水神之名。仲景公在《伤寒论》太阳和少阴病篇中论述了真武汤。太阳为水腑，少阴为水脏，非常明确地说明了该方为治疗水邪泛滥的要方。

三三、小陷胸汤 **160**

小陷胸汤是论述小结胸证，痰热互结于心下的方剂。小结胸证由太阳表邪入里化热，与心下之痰饮相结而成。药只三味，力专效猛。

太阴病篇中无主方，却在辨霍乱病篇中"养在深闺人未识"。太阴脾经，至阴之脏。仲景公云："理中者，理中焦"。太阴病邪从寒化，以吐利腹满痛为提纲，当以理中、四逆之辈遏之。

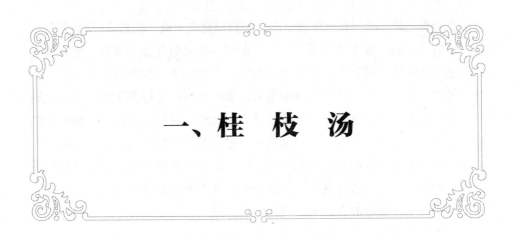

一、桂 枝 汤

　　桂枝汤可谓天下第一方，方中五药，不可缺一，都是主角，天工之制也。柯韵伯曰：此方为仲景群方之冠，乃滋阴和阳、解肌发汗、调和营卫之第一方。凡中风、伤寒、杂证，脉浮弱，汗自出，表不解者，咸得而主之，其他但见一、二证即是，不必悉具矣。用以治自汗、盗汗、虚疟、虚痢，随手而愈。因此知仲景公之方可通治百病。故而温病大家吴鞠通将桂枝汤列为其著作《温病条辨》的第一方也就不难理解了。医家虽多有贬义，认为其诬圣误世，是因不解仲景公辨证施治之精义也。我的老师陈瑞春先生曾讲过，温病家是仲景先师最好的学生。

　　其方用桂枝赤色通心，支条纵横，宛如经别孙络，能入心化液，通经络而出汗，为营分解风寒第一品。而桂枝汤是为卫不与营和谐而制，其诸症首先反映卫强营弱的病理特点，故非桂枝不能担其君药之责。芍药性敛，内收营气，故能止汗。是剂用桂枝发汗，芍药止汗，生姜之辛佐桂枝以解肌，大枣之甘佐芍药以和里；桂芍以相须，姜枣之相得，阴阳表里，并行而不悖，是刚柔相济以为和也；甘草甘平，外拒风寒，内能和血，为安内攘外之第一品。是方调和气血，既以调和表里，且以调和诸药也。刚柔相济之和，与安内攘外之和，共创和营调卫、解肌祛风之剂，非天工造物，安得此方。

　　是方用治表虚而发营中之汗，血汗同源，表虚自汗自当不同，邪风迫劫汗液而外泄，当知仲景公告诫之"遍身漐漐，微似有汗者益佳，不可令如水流漓"之语的重要。取汗是因服桂枝汤后，辅以啜粥，充实胃气用正汗以祛邪汗。而邪风迫劫之汗，乃血中之液。营中本为风邪扰攘，辛散太过，以火济火有动血之嫌，故叔和有桂枝下咽，阳盛则毙之一戒，医者不可不深究。

还应当知道，凡太阴风温、温热、温疫、冬温初起恶风寒者，桂枝汤主之。这是《温病条辨》中，桂枝汤列为第一方的原文。仲景公《伤寒论》原文，是"太阳病，但恶热不恶寒而渴者，名曰温病，桂枝汤主之。"在此提出此条，是因为此论被后世医家争论较多，理越辩越明，实践是检验真理的唯一标准，而争辩往往是真理的试金石，通过此可以反佐桂枝汤，在众方之中被誉为天下第一方绝不是沽名钓誉。叶子雨认为吴鞠通此作是有意将学识远驾于仲景公之上，售奸欺世，莫此为极；认为鞠通立言之意，以仲景公原文，但恶热不恶寒而渴者，名曰温病，而用桂枝，则仲景公是自相矛盾，其所立之银翘散实为正治，深之曲意，大斥仲景公之非。当年仲景公制方对禁忌证谨慎严谨，对温病必有专论，可惜佚失。后世王叔和又有桂枝下咽，阳盛则毙的告诫，所以其禁忌证的学习，对后学者都应当认真学习领会，但是我们也不能因噎而废食，需辨清而用之。

还需要明确提出的是，无论仲景公立法，还是鞠通立论以承接仲景公之法，都是在辨证论治的前提下，有的放矢。桂枝汤是用治卫与营不和谐之法，后面我们还要深究营与卫不和谐之治，失之毫厘，谬之千里，一营一卫让我们思考的问题太多了。风湿之治、风寒之治都需要我们在临床上辨清。

当年我的老师陈瑞春先生在论述桂枝汤时，明确指出除桂、芍的重要性外，姜、枣绝不是配角。曾详细论述无生姜的桂枝汤可致肌表郁热、燥热而皮肤瘙痒的病例，是因为无姜而药力直趋于血脉之中，风邪无处发散而致行变于营血之中，可见该方立义之严谨，及药物协同关系之微妙。

"寒不独伤人，风必冲其先"，引而入之，方能为病。故柯琴指出，"桂枝赤色通心，温能散寒，甘能益气生血，辛能发散外邪，内辅君主发阳气而为汗，故麻、葛、青龙，凡可发法剂咸用之，惟桂枝汤可不用麻黄，而麻黄汤不可无桂枝也。"无风不起浪，风善行而数变，又为百病之长，在我们人类所有罹患的疾病中所占的比例之大，我们无法用数字体现出来，但我们也无须去体会，因为老祖宗已经为我们留下了天工之剂——桂枝汤，祛风解肌，调和营卫，燮理阴阳。"他强由他强，清风拂山岗，他横由他横，明月照大江"。后世医家推崇备至，柯韵伯誉之为群方之冠。祖宗留下的东西太多了，像小柴胡汤、青龙汤、五苓散等方子都有一招克敌之效，让我们尽情地在学习中享受幸福吧。

1. 桂枝汤治疗感冒

感冒一证，百病之长，可诱发多种疾病，故治疗上应悉心应对。在临床上多系内外感风邪、客于肺卫，也有感受时邪病毒而致病者，所以要辨别普通感冒和时行感冒，还应注意夹寒、夹热、夹温等。还有邪实和正气不足的情况，都应当区别对待。临证时多以鼻塞、流涕、恶寒、发热、头身疼痛为主证。

[病案举例]

田某，男，37 岁，2000 年 4 月诊。

患者症见头痛身痛，汗出而恶寒风，鼻塞流涕而伴喷嚏连连，胃纳呆而肢怠乏力，舌淡苔白，脉象浮缓而数。认为是风寒束表，故用桂枝汤祛风解肌，调和太阳之营卫，见无外传之象，以中风表虚之正方治之。

处方：桂枝 10 克，白芍 10 克，甘草 6 克，生姜 3 片，大枣 12 枚。

方用 2 剂，嘱其并煎，每隔 3 小时饮 1 次，分 4 次用完，并饮热稀粥，忌生冷滑腻。用药一次后身痛减，二次后啜粥并取汗，患者身如日浴，遍体温暖如常，乏意来袭后睡去，第二日早起诸症消失。

按：仲景公曰："太阳中风，阳浮而阴弱，阳浮者，热自发，阴弱者，汗自出，啬啬恶寒，淅淅恶风，翕翕发热，鼻鸣干呕者，桂枝汤主之。"此乃中风表虚证的正治之法，但现在临床上极难遇到，为什么会这样呢？因为感冒初起，大部分患者是用一些认为可以速效的药片或发汗、或安眠、或镇静、或消炎、或止痛等，无所不用其极。但用药不是药证不合，就是用药太过，延病极深。本来我们中医认为不传经时，正治即可，但在现实中却见到往往延成变证、坏病，后患无穷。作为中医学者，应当对中医的学术坚定不移，就像我的老师陈瑞春先生呼吁的那样："要把中医的学术统一到经典上来"。

2. 桂枝汤治疗痛风

痛风多是以单个跖趾关节猝然红肿疼痛，逐渐痛如刀割、昼轻夜甚，或伴发热等为主要临床表现的一种疾病，近年来发作有低龄化的趋势，可有家庭史，多因暴饮暴食、情绪变化、劳累、高嘌呤食物等诱发。其症反复发作，患者苦不堪言，长期不能治愈后，在关节周围及耳郭、耳轮、趾、指骨间出现"块瘰"，即"痛风石"。多因过食膏粱，风湿浸渍于肌肉间，风与湿相合为患。

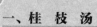

［病案举例］

朱某，女，42岁，2007年12月诊。

患者以全身肌肉、关节疼痛而诊。以指、腕、肘、肩、趾、踝、膝等关节疼痛明显，拇指关节不能屈伸。走路极为困难，全身如被杖笞，胃纳呆，精神不振，眠差而梦多，大便不爽，舌苔白而有裂痕，脉缓而细弦。诊为痛风性关节炎。

处方： 桂枝10克，白芍15克，甘草6克，制川乌6克，白术10克，苍术15克，牛膝10克，薏苡仁30克，威灵仙10克，细辛3克，生姜3片，大枣7枚，酸枣树根40克。

方用7剂，其症痛减，关节屈伸不利明显减轻，但胃纳呆、肌肉酸重而痛仍作。

二诊，服前方后，针对关节不利余症仍作，肌肉酸重而痛，胃纳呆，决定以调整胃功能为主。处方：

桂枝10克，白芍15克，甘草6克，黄芪15克，人参10克，白术10克，茯苓10克，酸枣树根40克，葛根15克，生姜3片，大枣15枚。

服上方7剂后其症大减，饮食状况得到了明显改善，后嘱服用半年，关节痛逐渐痊愈，并面部的蝶斑也随之消失。

按： 痛风一证，医家治疗多以散寒祛风除湿为主，用药多伤及脾胃。然不知桂枝汤解肌祛风，调和营卫，燮理阴阳，乃天下第一品，而脾又主肌肉四肢，脾气健而湿自除，营卫和而风自去。其证虽重，但也无须过于克伐，药走轻灵，只要不失正道，何疾不愈？

3. 桂枝汤治疗霍乱

仲景公曰："病有霍乱者何？答曰：呕吐而利，此名霍乱。"多因饮食不洁，感受疫毒，致突然剧烈泄泻，继则呕吐的烈性病。《素问·六元正纪大论》曰："太阴所至为中满霍乱吐下。"

该证多发于夏秋季节。内伤饮食，外感时邪是诱发的主要原因。内外合邪，壅滞中焦，引起脾胃功能的紊乱。脾陷胃逆，升降失司，浊清相干，气机挥霍缭乱是其关键。其证暴疾，临证处置应多配合其他急救方法，及时治疗，以免延误病机。

［病案举例］

许某，女，68岁，2001年8月诊。

患者系鄙人母亲大人，仲夏之季，因食变质的韭菜馅包子，又于空调下受寒而致突然腹中剧烈疼痛，上吐下泻，泻完则吐，往返数次，由于年老力衰，很快就处于半昏迷状态。立刻输液及服用止呕药品急救，用药不到三分之一，烦躁不安，要求拔掉输液器，想静坐。无奈之下决定中药治疗。查其证，上吐下泻，汗出淋漓，头晕心烦，脉象浮弱。想《医宗金鉴》论桂枝汤有云："凡中风、伤寒、脉浮弱、汗自出而表不解者，皆得而主之，其他但见一二证即是，不必悉具。"故何不用桂枝汤加减而治。

处方：桂枝10克，白芍15克，甘草6克，藿香15克，胡黄连6克，神曲15克，木香10克，黄芪20克，生姜3片，大枣12枚，黄连3克。

嘱2剂并煎，每隔2小时饮1次。用药后，悄然睡去，直至晚十点多钟才醒，说腹中饥饿想进食，喝稀粥后睡去，第2天药毕而其完好如初。

按：霍乱之候，其来暴疾，危候重症，来势凶险，但只要能辨证施治，用我们中医药照样可以挽狂澜于既倒，扶大厦之将倾。

4. 桂枝汤治疗胃脘痛

胃脘痛系由胃气郁滞，气血不畅所致。临床上以上腹部近心窝处经常发生疼痛为主症。我在临床上多分为肝气犯胃和脾胃虚寒两大类，其兼证有寒凝、食积、气滞、火郁、血瘀等。有时虚实互见，有时寒热夹杂，只有结合具体的病机采用相应治法，丝丝入扣，才能收效。

[病案举例]

白某，男，38岁，2004年7月诊。

患者因在驾车过程中饮用生水而致腹痛如绞。来时手按脘腹，弯腰而行。面色苍白，冷汗如沐，触其手指湿冷。问其证，自述恶心欲呕，但无呕吐物，曾于途中解一次大便，稀而量少。舌淡白而略腻，脉浮而弦长。认为是脾胃虚寒而饮冷形成的胃脘痛证。拟用温中健脾，和中止痛而治。

处方：桂枝10克，白芍20克，黄芪15克，生姜3片，大枣12枚，饴糖30克。

方用2剂，水煎去渣，加入饴糖，烊化温服而愈。

按：本方甘温，非虚寒之证不可服，方宜热饮，以助脾胃阳气来复。胃热炽盛，食滞内结者忌服，阳虚内热者亦不宜用。应与真心痛"手足青至节，心痛甚，旦发夕死，夕发旦死"之证鉴别。如略显黄苔，大便稀甚者，说明已趋化热而热象未成，加黄连用苦寒清热坚阴而证即止。是方药专力猛，切中病机则收效甚佳。

5. 桂枝汤治疗瘾疹

瘾疹相当于荨麻疹，其证为身体瘙痒，挠之出现红斑隆起，形如豆瓣，堆累成片，发无定处，时隐时现，消退后无明显痕迹。诊时皮肤划痕试验多呈阳性反应。其致病原因大多与"风"有关，对卫外不固、表虚风乘者多应调和营卫，酌加清热解表之药。

[病案举例]

李某，男，39 岁，1999 年 4 月诊。

患者酒后发作瘙痒，挠抓后即出现大片红色痒疹，越挠越甚，头面部、上肢、前胸后背即挠即起。用冷水浴后其症更甚。某院诊为荨麻疹，予以阿司咪唑等多种抗过敏药物，但疗效甚微。后又改服养血祛风、散风除湿、清热解表的中药治疗，疗效仍然不佳。多年来因此奇痒之证甚至求神弄道，可以说能想的法子都想了，但是其疾也无起色。近日发作更甚，来诊时胃纳不佳，脘腹偶胀，大便时干，精神不振，舌苔薄黄，脉缓略弦。随取桂枝汤加味而治。

处方：桂枝 10 克，白芍 20 克，甘草 6 克，生姜 3 片，大枣 12 枚，大黄（酒洗）3 克，白蒺藜 15 克，丹参 15 克，金银花 15 克。

方用 15 剂，诸症消失而愈。

按：其症不大，但能把人给逼疯。感受神奇中医药的同时，也应该深思中医辨证施治的精细。曾予西药经年不治，我们无可厚非。但又服中药多达数百剂，而疗效甚微，让患者苦重于斯，我们不得不深思，为什么那么多药服下去，怎么碰也碰不对呢？所以用中医药治疗绝不是误打误撞想当然了。我的恩师朱进忠公生前讲："中医其实归根到底也就是阴、阳、寒、热、虚、实、表、里八个字为纲，它们相伴而生，有时却又是相互矛盾，必须达到内在的和谐一致，失之毫厘，谬之千里。故审证时必须一切从实际出发，慎之又慎，决不可凭自己的主观臆断来诊疗疾病。"能用此法疗此痼疾，实在不敢贪师之功。

6. 桂枝汤治疗落枕

落枕是由于睡眠姿势不当或颈部当风受凉而引起的，以颈部疼痛，不能自由转动为主症的病症，是颈部软组织常见损伤之一。主要病机是睡姿不当，局部肌肉过于紧张，发生静力性损伤，致气血运行不畅，又遭风寒侵袭，痹阻经络所致，以春冬两季多发，X线片无阳性发现，病程3~5天。患侧常有颈部肌肉痉挛，胸锁乳突肌、斜方肌、大小菱形肌、肩胛提肌等处压痛，在肌肉紧张处可触及肿块和条索状的改变。

[病案举例]

张某，男，29岁，2008年3月诊。

患者由于多日劳累，又遇阴冷天气，晚睡前洗浴后入睡，又加覆盖不严，早起时发现颈部疼痛而不能转侧，起床都需人搀扶。查舌质淡，苔薄白，脉浮缓。方用桂枝汤加味。

处方：桂枝10克，白芍10克，甘草6克，生姜3片，大枣12枚，葛根50克。

方用3剂，颈部疼痛消失，颈部功能活动恢复正常。

按：桂枝汤加葛根专治风寒侵袭、痹阻经络的项背强痛，我在临床多能收到药到病除的疗效，我辈对经典无须有任何疑虑，依法而行，尽管放手施治。

7. 桂枝汤治疗过敏性鼻炎

过敏性鼻炎中医称之为鼻鼽，是因禀质特异、邪犯鼻窍所致，以阵发性鼻痒、连续喷嚏为特征的疾病，并伴有鼻流清涕、失嗅、眼痒、咽喉痒等症。可以并发荨麻疹、哮喘等病，烟尘、花粉、化学气体、环境温度的变化都可诱发。多见于肺气虚者，也见于肺脾气虚、肺肾气虚者。不限年龄，老少皆易罹患，经常反复，根治极为困难。

[病案举例]

史某，男，28岁，2006年3月诊。

患者因感冒后诱发鼻痒而喷嚏连连，并伴有呼吸困难而诊。三年前因感冒而患此症，被诊断为过敏性鼻炎，反复发作，对温度变化尤为敏感，曾服多种中西药，但时好时坏。此次发作除鼻痒流涕外，还伴有咳嗽气短等。证属风寒迫肺。

处方：桂枝10克，白芍10克，甘草10克，射干10克，桑叶10克，葛根15克，藿香10克，蔓荆子10克，生姜3片，大枣3个。

方用4剂，鼻痒、喷嚏及流涕之症基本消失。咳嗽气短虽有减轻，但于早晚仍作，又服用柴胡桂枝汤6剂而愈。至今仍未发作。

按：桂枝汤治疗鼻衄，多用于肺虚感寒证。主因感受风冷异气而发病，但又多与感冒、咳嗽、哮喘等证并发，之间的关系又多互相为因果，但无论何种表现，只要用桂枝汤固护好卫气、燮理好阴阳，营卫得调自然可以抵御外邪，疾可治愈。

8. 桂枝汤治疗喘息性支气管炎

喘息性支气管炎属于中医喘证范畴，是一种多发性疾病。患者以气短喘息为主症，发作时张口抬肩，捶胸按腹，两目直视，青筋暴露，是一种极为顽固的病证，故民谣有"内科不治喘，治喘便丢脸"之说。常常因气温变化、异味、饮食不调等因素而诱发，多见于中老年患者。

[病案举例]

任某，男，68岁，1995年11月诊。

患者因气温骤降，外出受寒而诱发。诊时发热，汗出恶风，鼻流清涕，咳嗽时作，并咯吐白色泡沫状痰液，时作喘息，张口抬肩，气促而烦，时拽头撞墙，舌淡白，脉缓而略弦。辨证为体虚当风，营卫不和，以致胸阳不振而痰浊上泛，为喘证。

处方：桂枝6克，白芍6克，炙甘草6克，厚朴6克，炒杏仁（打）15克，射干6克，生姜3片，大枣12枚。

上药服用2剂，喘息缓和，汗出恶风减；嘱患者前方继服3剂，咳止喘平，喘证再未发作。

按：《伤寒论》："喘家作，桂枝汤加厚朴杏子佳"。凡人素有喘逆之证，无论是感冒而致，还是饮食寒凉而作，均可酌情加减给予上方服用。桂枝加厚朴杏子汤法是扶正祛邪之正剂，桂枝汤解肌而调和营卫，加入厚朴杏子理气平喘，射干止咳化痰，而成此天作之剂。患者说饮之如甘露，焉有中药难饮之说。

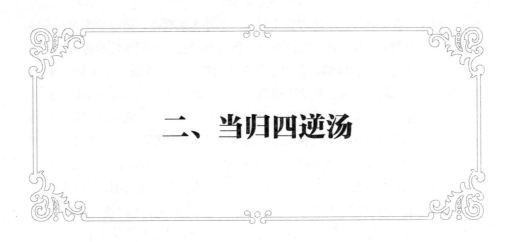

二、当归四逆汤

于桂枝汤之后提出当归四逆汤，基于两点原因。其一，当归四逆汤散寒而不助火，养营血而不滞邪，是治疗血虚寒凝致厥的一张好方子，千百年来，先辈们在长期的医疗实践中屡起沉疴，其效甚笃，解决了许多疑难疾病，这些在各家医案中记载颇多，不再赘述。其二，是源于桂枝汤治疗卫不与营和谐，而当归四逆汤是治疗营不与卫和谐之法；桂枝汤是用治风寒束表，而当归四逆汤是用治风寒中于血脉之中。关于此点从古到今争议很多，尤其在关于生姜是误抄丢失，还是仲景公就不用生姜，大枣是二十五枚，还是二十枚的问题上意见不一。但是此点在临床实践中又显得十分重要，因为一加一减对于临床是天壤之别，所以又得在临床上深究，此论点期与诸同道共商榷。

仲景公曰：手足厥寒，脉细欲绝者，当归四逆汤主之。若人内有久寒，加吴萸、生姜。我的恩师陈瑞春公对此方中为何不用生姜提出了明确的观点：是传抄的失误，原方应当用生姜，理由有二：一，原方是以桂枝汤为基础，调和营卫，姜枣是主药；二，当归四逆汤有加吴茱萸、生姜的用法。所以，当归四逆汤中应有生姜是情理之中的事，毋庸置疑。陈老是临床大家，在临床实践中也用此方治愈多种疾病。但作为弟子，我认为在临床实践中差别很大，故不得不提出异议。

罗东逸在《古今名医方论》中，首先引用了柯琴对当归四逆汤方证的论述，并支持这一观点。柯韵伯曰：此厥阴初伤于寒，发散表寒之剂。凡厥阴伤寒，则脉微而厥，以厥阴为两阴之交尽，又名阴之绝阳。伤于寒，则阴阳之气不相顺接，便为厥。厥者，手足逆冷是也。然相火寄于厥阴之脏，经虽寒而脏不寒，故先厥者后必发热。所以伤寒初起，见其手足厥冷，脉细欲绝者，不得遽认为虚寒而用姜附耳。此方取桂枝汤，而君当归者，厥阴主肝为血室也；倍加大枣者，肝苦急，甘以缓之，即小建中加饴糖法；肝欲散，急食辛以散之，细辛甚辛，通三阴之气血，外达于毫端，力比麻黄，用以代生姜，不欲其横散也，与麻黄汤不用同义；通草能通关节，用以开厥阴之阖，而行气于肝。夫阴寒如此，而仍用芍药者，须防相火之为患也。是方桂枝得归芍，生血于营；细辛同通草，行气于卫；甘草得枣，气血以和。且缓中以调肝，则营气得至太阴，而脉自不绝；温表以逐邪，则卫气得行于四末，而手足自温。不须参、术之补，不用姜、附之峻，此厥阴四逆，与太、少不同治，仍不失辛甘发散之理，斯为厥阴伤寒之表剂欤！若其人内有久寒，非发散之品所能兼治。吴茱萸辛热猛于细辛，能直通厥阴之脏，仍加生姜之横散，淫气于筋，筋脉不沮弛，则气血如故，是救厥阴内外两伤于寒之法也（附罗东逸方解：认为当归得芍药和于血中，大枣同甘草益于里，桂枝得细辛而气血流经）。

是方不用生姜，而大枣之用多于桂枝汤一倍有奇。此是桂枝汤用生姜治卫不与营和谐，与当归四逆汤治营不与卫和谐的重要区别。贤师陈公瑞春先生讲此方特异，姑且当作一家之言吧。

陈亮斯有说：此当归四逆汤，因风寒中于血脉而逆，当归四逆所由立也。风寒中于血脉，则已入营气之中，阴阳虽欲相顺接而不可得，邪涩于经，营气不流，非温通其血脉不可，当归血中气药，能散内寒而和血，故以为君。桂枝祛厥阴血分之风也；细辛泄厥阴血分之寒者也。大枣之用多于桂枝汤一倍有奇，以大枣能助经脉，和阴阳而调营卫，且邪并肝经，木盛则侮土，甘草大枣之用，尚有兼厚脾土而御侮之意耶！通草者，《本经》称其通利九窍血脉关节，盖邪气阻于血分，以通草之入血分而破阻塞者治之，即众药借通草之力而无不通矣。故桂枝汤治卫不与营和谐，是方治营不与卫和谐。

桂枝汤调和营卫，燮理阴阳、解肌祛风，而当归四逆汤养血通脉，温阳祛寒，散血中之邪风寒凝。不得不感叹仲景公制方之神奇有如是哉！

1. 当归四逆汤治疗闭经

闭经的主要病位在胞宫与冲任，其致病原因复杂，有先天不足，或后天损伤，也可由月经不调发展而来，也有因他病致闭经等，但关键是冲任气血失调。在辨证时，首先应区别虚实，往往容易出现虚实夹杂之证。治疗上应虚补实通，祛实补虚，用药比例上，需要悉心揣摸，临床上经常会出现方子很对证，但就是用药比例上差一点，导致疗效不佳，甚至会出现变证，可惜之至。

［病案举例］

任某，女，18岁，2010年12月诊。

患者于16岁初潮一次后，月经至诊时未至。偶尔感觉少腹部憋胀不适，但完后月经仍不至。曾用中西药治疗多次，但疗效不佳。患者平素喜爱运动，尤其善于长跑。查其面色红润，精神尚佳，胃纳、睡眠、二便正常，但时心烦易哭，舌淡白，脉沉弦细。思之：患者全身正常，无任何不适之感，但心烦易哭，脉沉弦细乃肝郁血虚的表现。当归四逆汤治血虚经寒，何不用之。

处方：当归10克，通草10克，细辛3克，桂枝10克，白芍10克，甘草6克，大枣25枚，柴胡10克。

嘱方用2剂，服1剂后经至。问药是否再服，嘱其服完。随访半年，月经如期而至，无任何不适。

按：闭经一证非常复杂，然此案中患者身体甚佳，仅仅因为邪气阻滞于血分，营气与卫气不谐，导致月经3年未至。然阻塞之邪气一祛，脾胃功能增强，则药到而病自愈。

2. 当归四逆汤治疗经行头痛

经行头痛是指因素体血虚、血不上荣，或情志内伤，瘀血内阻，脉络不通，导致每于经期或经行前后出现以头痛为主要症状的病变。经行头痛是以头痛伴随月经周期而发作为特点。其病机主要是气血乖逆，清空失司。虚者，经行前后气血阴精更亏，清空失养；实者，痰瘀之邪值经期冲血上逆，清空受扰。实证多于经前，且多胀痛或呈刺痛；虚证多在经后或行经将净时作痛，头晕隐痛。然而临床上往往是虚实互结，故辨证时应一切从临床出发。

［病案举例］

李某，女，43岁，2008年3月诊。

患者每次行经前头痛，16岁初潮至今已有近三十年。每至经期即头痛如刺，情绪烦躁。长此以往对月经来潮甚是恐惧，其间曾服用通窍活血汤、逍遥散、定坤丹等中药无数，也用西医治疗了很长时间，但疗效甚微。此次来诊前，曾准备进行子宫全切术，以绝经来达到根治的目的。

患者就诊时又至月经来前，头痛如刺，情绪异常烦躁，易生气流泪，眠差而梦多，胃纳呆，心慌，舌淡白，边有齿痕，脉弦细涩。诊为血虚寒厥，

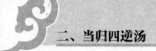

肝郁气滞。

处方：桂枝 10 克，白芍 20 克，当归 10 克，细辛 10 克，通草 10 克，甘草 6 克，龙齿（打粉）15 克，牡蛎 15 克，白芷 10 克，川芎 10 克，生姜 3 片，大枣 12 枚，饴糖 30 克，白酒 3 克，葱白留须 1 寸，黄芪 15 克，吴茱萸 6 克，羌活 10 克。

方用 6 剂，嘱泡 30 分钟，先煎龙、牡 30 分钟后，纳入其他药，再煎 30 分钟。用煎好的热药汁冲饴糖、白酒，温服，忌风及生冷油腻之物。用药后头痛、心烦明显减轻，睡眠质量也明显改善。后用是方与柴胡加龙骨牡蛎汤交替使用，反复治疗半年余，是证愈。

按：是证头痛日久近 30 年，久病而致虚，久病而致郁。头痛致郁，郁结反过来又加重其证，而虚更甚。故治疗时温经祛寒与解郁镇惊并举。头面为诸阳之会，头痛休作无时、迁延不愈，必使诸经受累。而川芎走而不守，上达巅顶，下通于血海，行血中之气，长于止痛，故头痛必须用川芎；羌活善治太阳经之头痛；细辛善于治少阳经头痛；白芷善于治阳明经头痛。久病多虚，故又参黄芪建中之义。生姜、葱白、白酒辛散，更助桂枝疏散风邪。兼龙、牡乃镇心安神，除烦去躁，合桂枝加龙骨牡蛎汤之义。后用柴胡加龙骨牡蛎是为了更有效地解除其郁结之证。

3. 当归四逆汤治疗痛经

《妇人良方大全》指出："夫妇人月经来腹痛者，由劳伤气血，至令体虚，风冷之血客于胞络，损于冲任之脉。"冲为血海，任主胞胎，与月经关系甚为密切。本病以虚证多见，实证少见，亦有虚实夹杂者。治疗原则以调理冲任气血为主，但在临床上多以血虚受寒而痛经者多见，少有血热作痛，故临床辨证，多需从血寒而痛经的因果关系来认识痛经的病机，不论经前还是经后腹痛，当归四逆汤是首选方，其理论也合仲景公《金匮要略》温经汤之意，温经散寒是治疗该证的关键。

[病案举例]

司某，女，18 岁，2006 年 7 月诊。

患者 14 岁来潮，月经一直不正常，并伴发痛经，每至紧张时，痛经更甚。此次正值高考之际，夏日炎炎，仍面青色白，身体蜷曲，少腹部抽痛不已，按则稍缓，汗出而冷，四肢冰冷，经量少而色淡，胃纳呆，精神不振，舌淡白，脉缓而细。其证为血虚经寒，寒凝血滞，当归四逆汤主之。

处方：当归 15 克，白芍 30 克，桂枝 15 克，通草 10 克，细辛 3 克，吴茱萸 6 克，甘草 6 克，生姜 3 片，大枣 12 枚。

方用 1 剂，其煎好后，每隔 2 小时服用三分之一，用至早起，经通色红，其痛立止；又服 1 剂，月经已顺畅，嘱其停药，并以每至月经临期服 2 剂，坚持半年。用药后愈。

按：对于痛经的治疗，临床多因不通则痛，以理气活血、化瘀止痛为常法，多用少腹逐瘀汤、膈下逐瘀汤、桃红四物汤等为治，很少顾及温通血脉的方药，未能以血寒而痛经的因果关系来认识痛经的病机，故多不验。当归四逆汤是治疗痛经的特效方，往往是一剂知，二剂已，故首选之。

4. 当归四逆汤治疗汗出偏沮

汗出偏沮，是指左半身或右半身出汗的症状而言。《素问·生气通天论》曰："汗出偏沮，使人偏枯"。多见于中风或某些脏腑机能衰退的疾病。其证候以气血亏虚、寒湿痹阻、营卫不和多见。总之汗出偏沮一证，总因人体两侧气血运行偏颇使然，病机或由邪阻，或由气血不足。但必须指出凡年龄在五十岁以上的患者见半侧出汗，需及时治疗，避免感受风邪，注意劳逸适当，以防中风的发生。

[病案举例]

温某，男，58 岁，2010 年 10 月诊。

患者左半身汗出半年余。被某院诊为脑梗死，左半身不遂，行动不利。左半身常常一遇情绪紧张，则濈然汗出，汗出而恶风，易患感冒，少气懒言，倦怠乏力，口舌喝斜，手足屈伸不利而麻木，多卧嗜睡而梦多，胃纳甚佳，而又脘腹痞满，干噫食臭，舌黄白而腻，脉浮缓而大。思其证，中风半身不遂之证十分明显，寒湿痹阻又合气血亏虚。胃纳甚佳而又痞满，属胃强而脾气不利。故选方当归四逆汤加减而用之。

处方：当归 6 克，通草 6 克，细辛 3 克，桂枝 10 克，白芍 10 克，甘草 6 克，黄芪 20 克，西洋参 10 克，大枣 12 枚，黄连 3 克，厚朴 6 克，苍术 10 克，砂仁 6 克。

方用 4 剂，汗出减少，口舌喝斜明显好转；其后又连服 6 剂，诸症均减。后又以安宫牛黄丸、再造丸配合中药加减治疗 7 个月，中风半身不遂之症基本恢复正常。嘱其规律生活，保持良好的情绪，适当锻炼，一定会有理想健康的身体。

按：仲景公曰："观其脉证，知犯何逆，随证治之。"患者中风，半身不遂半年余，如不查其脉证，按祛风活血通络治疗则失之谬也，是证随证治之，收效甚奇，中风一证也随之豁然而解。当归四逆汤本为血虚寒厥而设，方证重点在厥阴肝经。然中风一证多因肝风上窜清空而致，血虚而厥，汗出偏沮，木又侮土，风邪一散，肝经伏安，脾胃之土也安，中风一证也随之而解。后于临床上，每见脉证相符，多用当归四逆汤治疗，颇有效验。还应当明确指出的是，此证虽属血虚，慎不可用四物汤之阴药，以其闭滞经络故也。

5. 当归四逆汤治疗足趾发黑

足趾发黑，是指足趾甲及周围皮肤肌肉发黑的症状。轻则深红色，重则紫黑色，破后成溃疡。《灵枢·痈疽》称为"脱痈"，后世称为"脱疽"。多因先天禀赋不足，正气衰弱，寒湿之邪侵袭，致瘀阻脉络，气血不畅，甚或痹阻不通而发病。但本病的发生和发展都有其内在的规律，临床表现也有不同的证候，必须结合患者体质的强弱和气血的虚实辨证施治，并在治疗的同时，还得针对引起本证的一些原发病证进行治疗。临床上以虚证居多，而实证少见。故在治疗上应以扶正祛邪为主，兼顾活血止痛。

[病案举例]

田某，女，46 岁，2007 年 9 月诊。

患者生于 20 世纪 60 年代初的冬至后几天，正值数九寒天，山区贫困，取暖较差，出生后被冻得全身乌紫，而后祖母用体温救其一命。其母乳汁又匮乏，致使手足从小冰凉。于近年来足趾甲及周围皮肤开始发黑，遇冷则痛甚。体质单薄，多思善虑。胃纳一般，眠差，大便稀，时值经期，少腹隐痛，量少而色黑，舌淡苔白，脉细而缓。思之，患者先天不足，体质本弱，而敏感多虑，致使血虚而经寒，故用当归四逆汤治之。

处方：当归 10 克，细辛 3 克，通草 10 克，桂枝 10 克，白芍 10 克，吴茱萸 10 克，生姜 3 片，大枣 12 枚，牛膝 10 克，丹参 15 克。

方用 3 剂，少腹于经期隐痛愈，经血变红，其足趾痛也明显减轻。后期又用是方加减治疗 2 个月，遂愈。

按：本例患者婴儿起便被寒袭，自幼又恶风寒，可谓"内有阴寒"久矣。厥阴为肝，寒欲散，古之有食辛以散之，细辛甚辛，通三阴气血，外达于毫端；而吴茱萸辛热猛于细辛，能直通厥阴之脏；仍加生姜之横散淫气于筋，筋脉不沮弛，则气血如故，是救厥阴内外两伤于寒之法也。

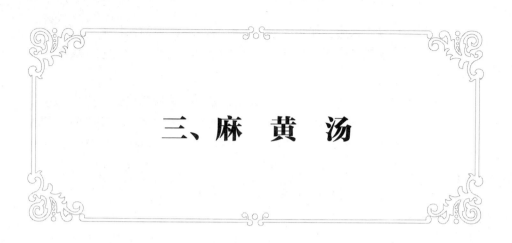

三、麻 黄 汤

　　柯韵伯曰：麻黄汤乃纯阳之剂，过于发散，如单刀直入之将，投之恰当，一战成功，不当则不戢而招祸。仲景公对是方又列三兼九禁之法，且主证论脉就有七八处之多。不用讲我们这些后学，就连天才地发展了仲景之学，在医坛上建立了不朽的功勋的温病大家吴鞠通，也有畏惧麻黄的思想，使得许多的后继学者在此处踟蹰不前。再者，由于近代西医的迅猛发展，太阳伤寒之证就轮不着你看，实践的机会太少了。而由于上述原因，麻桂二方，治伤寒中风者，遇当用而不敢用，宁成变证也使医者不敢施法。

　　神州大地上没有暴发过像欧洲那样的瘟疫，为什么，还不是因为我中华有中医。为何如此多的慨叹？是因为不由想起 2003 年的那一场"非典"，2002 年的冬天太冷了，是自 1945 年以来最冷的一个冬天，"感于寒，伤于肺，而生烦躁"是什么证？有幸得见恩师朱公进忠先生用此方得效，感慨万千，是在对待麻黄的问题上折射出太多的慨叹。

　　麻黄为何物？古人把麻黄又誉为何物？古人把麻黄叫做"青龙"。龙为神物，行云布雨，变化莫测。后来现代名医大家刘渡舟先生，在治喘证上又提出了"云龙三现"，麻黄之妙用跃然于临证绝唱之中。麻黄汤在古代被称为青龙汤，是神工汤，难怪柯韵伯在解方时不吝文墨，而罗东逸更大赞之。

　　麻黄中空外直，宛如毛窍骨节，能驱骨节之风寒，悉从毛窍而出，为卫分发散风寒第一品；桂枝枝条纵横，宛如经别孙络，能入心化液，通经络而出汗，为营分分解风寒第一品；杏仁为心果，温能助心散寒，苦能入心下气，为逐邪定喘第一品；甘草甘平，外拒风寒，内和气血，为安内攘外之第一品。

其饮入于胃，行气于玄府，输精于皮毛，斯毛脉合精而溱溱汗出，在表之邪，尽去而不留，痛止喘平，寒热顿解。因其为纯阳之剂，过于发散，故可一不可再。

麻黄汤通太阳之经而发汗逐邪，既开泄卫阳，又畅利荣营，深合太阳之表实证的病机。然而三阳证之脉俱浮，三阳俱有头痛之证，六经受寒俱各恶寒，而何为太阳表实之独证？《伤寒论》第1条的"头项强痛"，第14和31条的"项背强几几"，第35条的"腰痛"，以及"全身骨节疼痛"等，一个"痛"字，应当是我们认识麻黄汤证的第一感受，这都是因为寒邪收引，太阳经气不通所致的特有症状，而且局部常常影响到其他部位，如"鞭笞"，如"杖脊"，似乎全身上下无处不痛。而这一切都来自于其证因"伤寒"。

《伤寒论》第3条"太阳病，或已发热，或未发热，必恶寒，体痛，呕逆，脉阴阳俱紧者，名为伤寒"。当病初起之时，卫阳为寒邪所遏制，尚处于郁伏状态，故但觉寒，而不觉发热。继因卫阳郁遏，不得宣发，才奋起抗邪而发热。但虽发热，必仍恶寒，因为此时卫阳虽已奋起抗邪，寒邪仍然收引于肌表之故。所以恶寒与发热同时并见，而恶寒发热也成为太阳伤寒的主要临床表现之一。

恶风与恶寒都是一种感受寒邪的自觉症，恶风就是见风则怕冷，不见风即不怕冷；而恶寒是不见风亦怕冷，遇风尤甚。从太阳"伤寒"既恶寒（如3条），又恶风（如35条），太阳"中风"既恶风（如2条）又恶寒（如12条啬啬恶寒）来看，可见它们只有程度轻重的不同，伤之轻者则恶风，伤之重者则恶寒，并无伤风只恶风而不恶寒，伤寒只恶寒而不恶风的严格界定。而在中药新药治疗外感发热的临床研究指导原则中，只有温度的不同，只是按温度的高低和症状的不同程度分为轻型、中型、重型，疗效标准的判定也只是温度，故在此，如俞氏纠缠不清，没有必要。

"无汗"和"脉紧"是太阳表实的主症和主脉。"无汗"不仅表明寒邪闭塞毛孔，卫阳郁遏不宣，营阴阻滞不畅，而且表明卫气尚能固表；"脉紧"不仅表明寒邪收引筋脉，而且表明卫气抗邪有力。这是就太阳气化的整体性反映病证。这里还必须指出，由于太阳伤寒导致肺气失宣而致气喘之症，是因太阳主皮肤，统卫气，肺合皮毛，主气属卫，故都主表，而密切相关。因此，伤寒于太阳之表，毛孔闭塞，太阳失开，必然导致肺气失宣，而见气喘之证。因此还可进一步指出，伤寒之邪不仅可以外从毛窍而入卫分伤及于肺，同时也可以从口鼻直入于肺胃，由此既可见肺气失宣的气喘等症，又可见胃气不和的呕逆等症。我们不应偏执伤寒之邪从毛窍而入和温病从口鼻而入之说，主观派定其入侵途径，必须把它们结合起来看，才能避免认识上的片面性。

本方既能外解太阳，又能内和肺胃。但是本方峻汗逐邪，务必一战而功，须防不戢而招祸。还应注意，麻黄汤只适用于"发热，恶寒，无汗而脉浮紧"的太阳伤寒表实证，而不适用于"发热，恶风，汗出而脉浮缓"的太阳伤寒表虚证，更不适用于阴虚或阳虚（如衄家、淋家、疮家、汗家、亡血家等里虚）而见太阳表寒实证者。如果误用，必致亡阴或亡阳的变证，不可不慎。至于如汗后不解，便以桂枝汤代之；若留恋于皮毛，又有麻桂各半、麻黄一桂枝二之妙用；若阳盛于内而无汗者，又有麻黄杏仁石膏甘草汤，此仲景公用方之心法也，临证时务必细心审证，根据具体情况而定，不可偏执。

1. 麻黄汤治伤寒感冒

伤寒感冒一证是由于外感风邪，客于肺卫，是常见的外感病。而《伤寒论》中的麻黄汤适用于表寒实证的感冒病。其病证虽因风寒侵犯太阳之表，必现发热恶寒，头身疼痛等表寒证，但平素体质较强，卫气向外抗邪有力而肌腠比较致密的，并有无汗脉浮紧的特点。但是因为麻黄汤有三兼九禁之法，再加上病例较少，在临床难以得到验证，因此有人产生质疑，是不是现在没有伤寒表实证了？这一点不用怀疑，不是没有，而是因为首诊都用西药和输液了，再见到时，伤寒表实证已变为他证。是不是麻黄汤不灵了？更不用怀疑其疗效，其疗效立竿见影。恩师陈瑞春先生还用其治疗流感，治疗流感何惧麻黄汤？

[**病案举例**]

李某，女，48岁，2002年12月诊。

患者平素体健，极少生病。就诊时因下午外出，而又值气温骤降零下二十多度，回来时头痛如裂，身痛如鞭笞，呻吟不止，全身哆嗦，测其体温高热达40℃，涕泪交加，喷嚏不止，是为邻居，就近而寻余诊。时见证与麻黄汤证极为相合，寒战高热，无汗而头身剧痛，脉浮紧而数，诊为伤寒表实证，投麻黄汤。

处方：麻黄20克，炒杏仁15克，桂枝12克，炙甘草10克。

方用1剂，嘱其先煎麻黄10分钟，去浮沫再加余药煎20分钟，并让其家人注意观察，如病情有变，随时告知。用药后不到20分钟，全身汗出如洗，病症顿失。嘱其换洗衣服床单后，安然睡去。

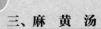
按：麻黄汤乃纯阳之剂，刚猛而过于发散，是方用量又超过临床用药标准，担心如不能一战而功，除恶不尽而招祸，故放胆大剂量用之，务必全歼敌酋。细思之，辨证不清谁敢用之，所以许多医家推诿而用一般通行之法，实在是不得已而为之也。

2. 麻黄汤治疗咳嗽

《素问·咳论》曰："五脏六腑皆令人咳，非独肺也。"清代著名医家费伯雄又发展了这一学说，指出了咳嗽从五脏六腑辨证论治的原则，这为临床辨证提供了很好的思路。

对于咳嗽一证，从古至今说法不一，到现在也没有一个明确的定义。在汉代以前咳、咳嗽、咳逆同义，并且咳嗽与上气痰饮二者关系密切，又往往连称。《诸病源候论》又将咳嗽、上气、痰饮三者明确区分开来，立专节论述。《素问病机气宜保命集》谓："咳谓无痰有声，肺气伤而不清也。嗽谓无声而有痰，脾湿动而为痰也。咳嗽谓有痰有声，盖因伤于肺气，动于脾湿，咳而为嗽也。"其实临床上往往混而兼杂，这波落去那波又起，症状变化难以用一咳一嗽概言。

[**病案举例**]

管某，女，38岁，2005年11月诊。

患者自述咳嗽有一年余，自去年入冬时因感冒进行输液治疗，感冒愈而咳嗽不止，一直至今。其间中西医用药无数，但疗效不佳。诊时患者咯吐白痰，时有泡沫痰中，偶带黄痰。于晚睡或早晨起床时咳嗽加重，遇冷时咳嗽也加重。并有咳嗽遗尿之证，两胁疼痛而后心凉，畏寒而喜温，大便干燥。舌淡胖而苔薄，脉细而浮数。思之此证乃风寒闭肺之证，咳嗽痰多，双胁疼痛，后心冷重，说明肺气寒闭不宣之证甚重，而麻黄又为肺经专药，遂用纯阳之剂麻黄汤去其阴霾。

处方：麻黄10克，杏仁15克，桂枝10克，炙甘草10克，射干10克，大黄6克（后下）。

方用2剂，嘱其先煎麻黄，去沫后再煎他药。患者饭前用一剂，一夜安然睡去，早起时偶咳几声，又用一剂，余症全消。

按：麻黄汤以麻黄为君药，是因为麻黄性温，味辛、微苦，有发汗散寒、宣肺平喘、利水消肿的功效；桂枝发汗解肌，温通经脉，助阳化气，常与麻黄相须为用。麻黄之用在于其升阳的作用，而桂枝其作用主要是固表而节制麻黄刚猛的发散作用。在该方中不用生姜、大枣是因其生姜横散太过，使麻黄不能迅速升散；而大枣性滋腻于膈，妨碍杏仁的速降功能，所以使用麻黄汤在于以纯阳刚猛之能，直接取效。除去麻黄的浮沫，是防止麻黄轻浮之气过于引气上逆导致心烦。《备急千金要方》用肉桂代桂枝，取名还魂汤，治在太阴。

四、麻杏石甘汤

麻杏石甘汤用以治疗太阳经邪热壅肺的身热汗出而喘的病症，取其清解肺热、宣降肺气之功。原文《伤寒论》第63条："发汗后，不可更行桂枝汤，汗出而喘，无大热者，可与麻黄杏仁甘草石膏汤"。原文《伤寒论》第162条："下后，不可更行桂枝汤，若汗出而喘，无大热者，可与麻黄杏子甘草石膏汤"。

柯韵伯："此温病发汗逐邪之主剂也"。仲景公明确指出"汗出而喘，无大热者"是该方用治的主证。第15条、57条言曰：太阳病，汗下后，表不解可再用桂枝汤。考麻黄汤、小青龙汤证均有喘，但喘因汗闭，汗出则喘证当愈。今汗出而喘，未言恶寒，则知其邪不在于表，而属误用汗下，使邪热内传，肺热壅盛所致，肺热蒸腾，迫津外泄，故见汗出；邪热壅迫于肺，气不得宣降，故见喘息。"无大热"是指表无大热，而热壅于里，并非热势不甚。而"不可更行桂枝汤"，将其前置以引起重视，是因其邪在里而不在表，故柯韵伯就有了"桂枝下咽，阳盛则毙"的警句。同是喘证，却有毫厘千里之别也。

柯韵伯明确指出：此虽头项强痛与伤寒证同，惟不恶寒而渴以别之，证系有热而无寒，故予以麻黄汤去桂枝之辛热，易石膏之甘寒，以解表里俱热之证。本证汗出用麻黄，无大热而用石膏，看似矛盾，而柯韵伯也认为汗不得用麻黄，无大热不得用石膏，所以将麻杏石甘条中的"汗出而喘，无大热者"，改为"无汗而喘，大热者"。但这只是柯先生一家之言，在临床中，并不尽然，拘执反而贻误病机。其实麻黄不与桂枝相伍则发汗力微，而宣肺平喘之功著。同时本证汗出缘于肺热蒸迫，热去而汗自止。"无大热"乃表无大热，而肺热实为壅盛，麻黄、石膏相配，独擅清热宣肺之功，并无温燥凉遏之弊。

再深入探究，可将《伤寒论》中的麻杏石甘汤证与《温病条辨》中的桑菊饮和银翘散证以及白虎汤证做对照。

《温病条辨》中的上焦篇说："太阳之为病，脉不缓不紧而动数，或现两寸独大，尺肤热，头痛，微恶风寒，身热自汗，口渴，或渴而不咳，午后热甚者，名曰温病"。"太阳风温，温热、温疫、冬温，初起恶风寒者，桂枝汤主之。但热不恶寒而渴者，辛凉平剂银翘散主之"。"太阳风温，但咳身不甚热，微渴者，辛凉轻剂桑菊饮主之"。此属上焦肺卫分温病证治。若病由肺卫分之表发展到肺卫分之里，而表证已罢的，则非上述辛凉轻剂桑菊饮或辛凉平剂银翘散所能胜任，而必须用辛凉重剂白虎汤才能奏功。故《温病条辨》在桑菊饮证和银翘散证后接着指出："太阳温病，脉浮洪，舌黄，渴甚，大汗，面赤，恶热者，辛凉重剂白虎汤主之。"郑雪堂按："恶热二字宜着眼，若恶寒便用不着，此方须兼表药，如麻杏石甘汤。"由此可见，温病肺卫分的表热实证，宜用桑菊饮或银翘散以解表泄卫；若由肺卫分发展到肺气分而由表热实证变为里热实证的，则宜用白虎汤以清里气；如其肺气分里热已盛而卫分表证尚未全除的，则宜用麻杏石甘汤双解表里，也就是用麻杏石甘汤来清气泄卫。

麻杏石甘汤原始治疗误汗、误下等证之后邪热壅肺之喘，具有清热宣肺平喘之功。后世医家广泛用于治疗风热型感冒、肺炎、支气管炎、结肠炎、痔疮、咽喉炎、麻疹、遗尿等证。而如一般所见的上呼吸道感染、肺炎、支气管炎等疾病，是直接承《伤寒论》之旨，以肺热积盛为要点。关于治疗化脓性扁桃体炎，追寻古人遗著，也可疑为古人所讲的"白喉"之证。陆清洁先生《大众万病顾问》分白喉为风热和阴虚两种。而在全国中医学教材《儿科学》中也指出"白喉"有"痰热肺阻型"，并应用麻杏石甘汤加减进行治疗。尤其是小儿肺炎、化脓性扁桃体炎大多是肺热内闭心包，或热结于大肠所致，所以在使用治法时，宣泄肺热，表里双清之法就应该是明智的有效方式，大青龙汤之方义与此有异曲同工之妙。

同时根据肺与其他部位、脏腑的联系，本方的应用范围应该拓宽。肺与大肠相表里，邪热壅肺，势必影响大肠的功能，故肠疾、痔疮见于肺热者，清泄热而痔疮愈，反之邪热壅肺，而又大便秘结，涤通大肠而移热于下并不

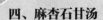

失为妙法。肺主气，合自然之气与水谷之气而化生宗气，因此本方对热邪犯肺，上熏喉咙之诸多病证，宣肺而定，不失为医之圣手。肺为水之上源，若被热熏水道失调，而致小便不利、肿满诸症，"提壶揭盖法"更是巧夺天工。

故此详细按察本脏之虚实，测定肺卫气分之浅深，兼顾与其他部位、脏腑之联系，照顾好病证之间的相互影响，任尔诸般疾难，皆可了然于胸，淡定而视之。

1. 麻杏石甘汤治疗小儿肺炎咳嗽

肺炎咳嗽是幼儿时期常见的呼吸系统疾病之一，为感受外邪，郁闭肺络所致。主要原因是外邪侵犯于肺，使肺气受阻，邪郁化热，灼炼津液为痰，痰热阻肺，壅塞气道，不得宣通，肺气上逆。其病机是肺气郁闭，痰热是主要的病理因素。早期应区别风寒和风热，中期就应当区别痰与热的关系。本病一年四季都可发生，而以冬春二季尤为常见，年龄愈小，其发病率愈高，病情愈重。在辨证时，由于小儿起病迅急，易生变证，其诱发的原因可能十分的简单，如汗出当风、饮食不节、冬季食冷等，消化功能是否正常是临床必察的问题。由于小儿症状大都是由家长代诉，临床时一定需仔细观察，仔细询问各方面的生理状况，细节十分重要，如二便的正常与否，发出的气味如何，是否能咯吐出痰及痰的颜色如何等。总之肺炎咳嗽是急症，也是重症，决不可主观臆断。

[**病案举例**]

石某，男，3岁，2004年2月诊。

患儿高热，面色潮红，咳嗽，呼吸声如拉锯，气急，小便短少而色黄，舌苔黄白，指纹沉紫。问其因，家长代诉，外出游玩，在室外食橘子、冷饮之类，于下午返家后，开始咳嗽，继而发热，随即在一家门诊输液治疗3天，其证不减，故而来诊。其始因外感风寒，内食生冷，但因消炎退热之法不效，而转为痰热闭肺之证，法当宣肺清热止咳。

处方：麻黄4.5克，杏仁9克，甘草9克，石膏15克，射干6克，大黄3克。

上方用2剂，1剂咳平，再剂而身热退，而后愈。

按：肺炎咳嗽是小儿时期多发的病症，其证起病急，变化迅速。但小儿又是纯阳之体，病时来得急，但去时走得也快。故民间有"小儿不装病之说"。辨证分型是治疗用药的关键，该患儿属于既有表证，更入寒凉，致使肺热内迫，正合仲景公："下后不可更行桂枝汤，若汗出而喘，无大热者，可与麻黄杏仁甘草石膏汤"之意，方证相符，焉能不效。

2. 麻杏石甘汤治疗乳蛾

乳蛾是邪客喉核（扁桃体），核内血肉腐败所致。以咽痛、喉核红肿或化脓为特征的咽部疾病，分为急性和慢性两种。相当于急慢性扁桃体炎。急性的乳蛾病一般是因为外感风热邪毒，内有肺胃邪毒交热，内外互结，上攻于咽喉所致。个人以为，现代医学于此病症或使用抗生素或手术，并非最佳手段。实践和探究对该证中医的新疗法就是我们今天工作的课题。乳蛾一证是险证，前辈中医们都积累了丰富的经验，可惜这些经验失散了一些。鄙人通过向朱进忠先生、陈瑞春先生等老师求教并经过实践后，认为麻杏石甘汤合升降散对于该病症疗效卓著，故提出与大家共勉。

[病案举例]

郭某，男，56 岁，2010 年 8 月诊。

该患者因为频繁应酬，过量饮酒，扁桃体经常发炎化脓，每次患病应用抗生素治疗可暂愈，但饮酒后又会再发。此次到余处就诊时已经静脉滴注抗生素五天，但仍不见好转。查其咽部红肿并伴白粘斑块，咽喉干痛，咳嗽或吞咽时疼痛明显加重，以致整个下颌部都有放射性疼痛，耳部也觉憋胀，目红，小便短少，大便偏稀并伴有轻微的里急后重之感，舌红而苔黄，脉浮而滑。内外邪毒互攻，故治以宣肺清热、败火解毒之法。

处方：麻黄 10 克，杏仁 15 克，石膏 45 克，甘草 9 克，僵蚕 10 克，姜黄 10 克，蝉衣 10 克，大黄 10 克，连翘 15 克。

方用 2 剂，服第 1 剂热退而痛减，大便酸臭腐败，并有许多不消化的食物残渣；2 剂后喉间白斑消失，余症皆除。后用调理之剂而愈。

按：麻杏甘石汤乃表里双清之剂，对肺卫气分里热表里双清的功效不用有任何质疑，不要因为化脓性扁桃体炎有热证而胆怯，其实该热一散皆除；况且还有有清瘟解毒第一剂之称的升降散作后应，而清上焦中焦卫分、气分之郁火，二方相合，肺胃有何邪不得尽除？经余多次辨证实践，二方相合效果非凡，请读者朋友放胆用之。

3. 麻杏石甘汤治疗热喘

刘渡舟先生对仲景公的麻杏石甘汤推崇备至，称其为"云龙三现"之一，

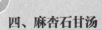

是中医制方史上的一个伟大奇观。认为治喘必用麻黄，称之为腾云驾雾的神龙，可以说是"叹为稀有"。但由于许多医家在使用麻黄的问题上踌躇不前，在当今温病学仍是个冷门。

喘证之顽，使医家发出了"内科不治喘"的慨叹。究其因是因为喘证有虚有实，有寒有热，其发病原因也极为复杂。严重阶段，肺肾俱虚，可导致心气、心阳衰惫，鼓动血脉无力，血行瘀滞，甚则出现喘汗致脱，亡阳、亡阴的危局。多见于阻塞性肺气肿、肺源性心脏病、心肺功能不全等病。由于病症繁杂而危急，给治疗带来很大的难度，更需悉心辨治。其治主要在肺，治以宣肺祛邪，区别寒、热、痰的不同，并注意表、里、寒、热的转化与兼夹。对于亡阳、亡阴的重症，急当固脱救逆。关键是分清主次，权衡标本，适当处理。

[病案举例]

张某，女，68岁，2009年9月诊。

患者气短咳嗽三十余年，平素有吸烟史，诊时气短喘促，呼吸困难，张口抬肩，声如扯锯，不能平卧，发热而无汗，偶有咳嗽但不甚爽利，痰黏稠黄白相兼，舌边红，脉象浮数。久病而致肺肾皆虚，风热又犯肺。故治以宣肺平喘，清热固本。拟投麻杏石甘汤加减治疗。

处方：麻黄6克，杏仁12克，石膏30克，炙甘草6克，川贝9克，橘络9克，西洋参9克，天竺黄5克。

方用5剂，复诊时热退喘平，但仍身痛，咳痰不爽，守上方加射干9克、款冬花9克、紫菀9克，连服数剂而愈。

按：刘渡舟先生谓麻黄为青龙。龙为神物，行云布雨，变化莫测。称仲景公治寒喘的小青龙汤、治热喘的麻杏甘石汤、治疗湿喘的麻杏薏甘汤为治喘的三大法宝。可以体会到老先生对喘证的顽劣与危害感同身受，所以给予高度的重视，我们后辈学生怎敢不详察其因，细究其理，将诸般灾厄尽了然于胸呢？

4. 麻杏石甘汤治疗热饮

呼吸系统疾病往往和饮证连在一起，但"热饮"一证对于许多医家来讲就显得十分陌生了。为什么在此提出该证？那是因为该证已从古代医家的罕见病，而发展成了现代的常见病、多发病，好在祖先给了我们开门的钥匙。如何去认识它，我们还是从温病谈起。麻杏石甘汤在吴鞠通的《温病条辨》

中，只在寒湿一章中论述过，实为稀有，即便如此，吴鞠通对麻黄的使用也较为踌躇，所以透过表面现象上的东西就有我们所深思的问题了。

《温病条辨·下焦篇》第四十八条曰："喘咳息促，吐稀涎，脉洪数，右大于左，喉哑，是为热饮，麻杏石甘汤主之"。吴鞠通认为："涎稀，知非劳伤之咳，亦非火邪之但咳无痰而喉哑者可比。右大于左，纯然肺病。此乃饮邪隔拒，心火壅遏，肺气不能下达。音出于肺，金实不鸣。"然而该证"吐稀涎，脉洪数"突出明确了一个问题，那就是该证首先是一个寒热夹杂证。至于饮由何来，是否是"纯然肺病"，并其火是否是"心火壅遏"，笔者认为此判断过于牵强。"饮邪隔拒"，此乃寒热客气，就如冻梨不能用热水去化一样，无论是"寒激"或是"热激"都会对物质本身造成损害。"热饮"一证是因为"饮邪隔拒"，郁而化热而产生的。

热饮一证，在先辈的典籍中虽也偶有出现，但往往是伴随痰饮、支饮、悬饮、溢饮等病证出现的一个名词，在古籍鲜有记载，这是为什么呢？这就得谈到"热饮"发生的根本原因是什么？

生活中许多人都知道过食大蒜后，会引起胃寒心慌，呕咳清凉痰涎的症状，是因为大蒜之寒甚于石膏，过食寒凉造成的。而对于现代人来讲，冷饮、雪糕、空调中的冷气是避暑、祛暑最常见实用有效的方法。但是什么事情都是过则反而成害，这也是在夏季罹患此病的主要原因。由于在夏季高热时患上肺炎、支气管炎、结肠炎、哮喘等证时，有医生畏惧高热，囿于什么夏不用麻黄桂枝的说法，致使病证久治而不效，遗患无穷。恩师陈瑞春先生夏日用桂枝汤治疗痢疾，疗效非凡，此说可谓不攻自破。盖饮属阴邪，非温不化。运用麻杏石甘汤表里双清解之，是的对之法。

[病案举例]

杨某，女，12岁，2008年7月诊。

患者因咳嗽发热而诊。盛夏炎炎，恣食生冷，于晚间开始发热，体温39℃，咳嗽而咯吐白色痰涎，微有汗出，呼吸急促，咽部红肿。舌尖红，苔薄而黄，脉浮数。此系寒饮射肺，郁而化火。治以宣肺止咳，清热化痰。

处方：麻黄10克，杏仁15克，石膏30克，甘草6克，射干10克，连翘15克，莱菔子15克，干姜3克。

方用2剂，服1剂后热退咳减，再服，余症愈。

按：呼吸系统疾病往往和饮证连在一起，但"热饮"一证为什么对许多医家来说就显得陌生。因为古人没有冷饮、空调等解暑、避暑的方法，所以在古籍中鲜有记载。而对于现代人来讲，冷饮、雪糕、空调中的冷气是避暑、祛暑最常见实用有效的方法。但是什么事情都是过则反而成害，也使得热饮一证成了多发病。麻杏石甘汤治疗夏日之肺炎一证，关键在于寒饮隔拒，郁火内生的辨证，不必过多顾及夏日之炎热，故治疗时不必拘泥夏不用麻桂之说，随证治之。然而古人在几百年前就提出"热饮"的问题，也实在是难能可贵。

五、小青龙汤

小青龙汤以其外散风寒，内化水饮之功，被广泛应用于呼吸系统疾病，如慢性气管炎、肺气肿、肺心病、支气管哮喘、支气管炎、支气管肺炎、大叶性肺炎、结核性胸膜炎、慢性鼻炎等多种疾病，有非常多的临床报道，并且在临床实践中取得了良好的疗效。更有医家拓展用治于癫痫、青光眼等病，日本汉方医生也常用于治疗急性腮腺炎等病毒性疾病。对于该方仲景公也是钟爱有加，详尽备述。而名小青龙者，以龙为水族，大则可以兴云致雨，飞腾于宇宙之间，小则亦能治水驱邪，潜隐于波涛之内。而刘渡舟先生更是称其方为仲景公对医学的一个伟大发现，颂其方为伟大的"云龙三现"之一，其方对后世医学的影响，由此可见一斑。

时至今日，我们来研究小青龙汤，除了汲取先辈的智慧，对于现如今的医学临床更是有极大的现实意义。

首先我们从咳嗽痰饮的病因谈起，《素问·咳论》云："皮毛者，肺之合也，皮毛先受邪气，邪气以从其合也，其寒饮食入胃，从肺脉上至于肺则肺寒，肺寒则外内合邪，因而客之，则为肺咳"。又云："五脏六腑皆令人咳，非独肺也。"非常明确地说明了一点，就是无论何因，肺是咳嗽发生的载体。五脏六腑皆令人咳，又说明了招致咳嗽的病因病机相当复杂，对于临床治疗有很大的难度，但又全面提示了对咳嗽痰饮辨证的理论基础。痰饮与咳嗽，几乎是不可分离，到了仲景公《金匮要略》，开始有了痰饮之名，更把痰饮咳嗽列为专章。谓饮有四种，即痰饮、悬饮、溢饮、支饮；又提及留饮、伏饮，更有学者增澼饮、流饮者。而据《金匮要略》所论，痰饮仅属饮中之一种，

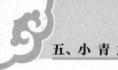

而诸饮又俱统于痰饮，咳嗽是痰饮病的主要症状，是由痰饮引起的，实则以痰饮为本，治痰饮即所以治咳嗽也。

仲景公曰：伤寒表不解，心下有水气，干呕，发热而咳，或渴，或利，或噎，或小便不利，少腹满，或喘者，小青龙汤主之。40条又曰：伤寒，心下有水气，咳而微喘，发热不渴。服汤已渴者，此寒去欲解也。小青龙汤主之。41条"伤寒表不解"指发热、恶寒、无汗、头痛、身痛等症，即麻黄证基本存在，而"邪气以从其合也"。而"心下有水气"，是指水饮停蓄于胃，其寒从肺脉上至于肺，肺寒则内外合邪，周而客之，相激则致气逆水升，上逆犯肺则咳，横犯于胃则呕，则为本证的主证。至于自利或渴以下或有之症，柯韵伯论比较精确。柯曰：水气未入于胃，而在心下也。心下为火位，水火相射，则水气之变幻不可拘。如下而不上，则或渴、或利；上而不下，则或噎、或喘；留于肠胃，则小便不利，而少腹因满矣。在此论中就明确了仲景公"或利"与或"小便不利"的病理根源，同属一证并不矛盾，也明确了或有之证，不必悉具，有或没有在于水饮停聚与阻碍气机所伤部位的不同，所以在临证中对于或有症的辨证细节就成了运用该方取效的关键。

本方从药物组成来看，是由麻黄汤、桂枝汤合方去杏仁、生姜、大枣，加干姜、细辛、五味子、半夏而成。《金匮要略》称：谓病痰饮者，当以温药和之。盖饮属阴邪，非温不化。故仲景公以麻黄为本方主药，发汗、平喘、利水之功，是以一物而三任也。又与桂枝相伍，则增强通宣化之效。干姜、细辛，大辛大热，散寒宣肺，化痰涤饮。一派阳药，可知仲景公之用心良苦，外感风寒与饮寒合力之寒非此不去，勿使犯病深而药轻之过。而用五味子与芍药是制约麻桂姜辛，不至于升散太过，使其开阖适宜，升降得法，对外寒内饮之证，尤为适宜，不必忌五味子、芍药之类有敛邪之变。半夏仲景公用半升之量，不可谓不大，对于降逆化饮的精神始终贯穿于该方之中。以仲景公之意，因为水饮之变幻太不可拘，或有之症虽然列述于前，但是也不能穷尽所有表现，或上或下，或留中都是贻害无穷，故而尽温化寒饮之能，降逆化饮之功，务必要毕其功于一役，除恶务尽。

仲景公为何用药如此之重，可以讲治疗伤寒表证的方药，集于该方一身，又更加半夏之功，半夏在仲景公伤寒理论用药中可谓也是一主将，如此大动干戈，仲景公在制此方时思考的是什么？具体的情况我们已无从知晓，但是有一点我们可以推断，对伤寒之害，仲景公可谓是感念太深，其宗族伤寒死亡者十居其七，叹曰："感往昔之沦丧，伤横夭之莫救。"此伤寒病可以断定绝不是现代西医所说的"伤寒性传染病"，而就是伤寒证。麻黄汤证已是很伤人了，再加上"心下有水气"之变，外寒与内饮同时为患，仲景公怎能不揪心，此寒不化必生他证，想此变证连仲景公都觉棘手。由于《伤寒论》内容的佚失，留给我们的只有此论，而对变证再无他述。还是在此证未变时，就毕其功于一役，而出现变证后就非药石之力可为了。虽然留下许多的遗憾，但是从这个层面上去理解小青龙汤，更能把握该方在临床中的实践意义。

1. 小青龙汤治疗咳嗽

咳嗽一证如喻嘉言在《医门法律》中讲："咳嗽一证，求之《内经》，博而寡要；求之《金匮要略》，惟附五方于痰饮之后，亦无专论。不得已问津于后代诸贤所述，珪璧琳琅，非不焚然案头，究竟各鸣己得而鲜会归。"并律定六条医者乱治咳嗽杀人之罪。不过清代沈金鳌《杂病源流犀烛》则谓："有声无痰曰咳，非无痰，痰不易出也，病在肺，肺主声，故声先而痰后；有痰无声曰嗽，非无声，痰随声出，声不甚响也，病在脾，脾藏痰，故痰出而咳止。"此论中声痰有无，主肺还是主脾，对于临床辨证裨益甚大。

[病案举例]

任某，女，51 岁，1999 年 11 月诊。

反复咳嗽半年有余，自述今年正月里，因感冒而诱发咳嗽，输液一周，感冒愈后而咳嗽不止。用中药桑杏汤、止嗽散、二陈汤、清燥救肺汤等几十剂而咳嗽不见止。后又问诊于某院用西药抗炎、抗病毒、抗过敏、止咳化痰之药，其症不减反而有加剧之感。诊时干咳无痰，咽痒，可因遇温度变化或刺激性气味而诱发，口渴而喜热饮，小便清长，咳剧时小便不能自禁，胸闷，气促，舌淡而白，脉象细濡而滑。仲景公或有证中有，下而不上，"或渴""或利"，说明饮在下，阻使水液不能上敷则渴，而喜热饮，阴寒之邪无疑，故以小青龙汤温化寒饮，止咳平喘。

处方：麻黄 10 克，桂枝 10 克，白芍 10 克，干姜 6 克，细辛 3 克，辽五味子 10 克，甘草 6 克，旱半夏 18 克。

方用两剂，一剂咳减，患者已能安然入睡，偶有干咳，再剂而诸症愈。

按：饮为阴邪，非温不化。而小青龙汤具有强大的温化寒饮之功。对于久治不愈的单独咳嗽，大多是寒饮内伏而成，有时用方不必拘泥，放胆用之。半夏一味，乃化痰要药，仲景公在《伤寒论》《金匮要略》中用半夏的有 42

方，具有镇咳、止呕、祛痰的作用，由于该病已成宿疾，故倍用半夏以增其化痰之力。

2. 小青龙汤治疗慢性支气管炎

慢性支气管炎，起病缓慢，以中老年人居多，其症状表现为慢性咳痰，多在秋末及冬季加剧，常持续 3 个月以上。痰多浊白色，黏稠，当合并感染后变为黄白相兼或黄脓色，量多，患者有胸闷气急之症。

慢性支气管炎往往合并肺气肿，是一种极其顽固的慢性病，中医药对本病的研究从古至今一直是极为重视。《伤寒论》中关于表寒闭肺"无汗而喘"者主以麻黄汤，表寒里饮咳喘干呕者主以小青龙汤，表热迫肺"汗出而喘"者主以麻杏石甘汤。《金匮要略》曰："咳而上气，此为肺胀，其人喘，目如脱状，脉浮大者，越婢加半夏汤主之""肺胀，咳而上气，烦躁而喘，脉浮者，心下有水气，小青龙加石膏汤主之。"由此可见仲景公治实喘，寒证多用麻黄汤宣肺散寒，或用小青龙汤宣肺散寒蠲饮，热证多用麻杏石甘汤宣肺清热，或用越婢加半夏汤宣肺清热蠲饮。用小青龙加石膏是因此证外邪与内饮相搏，又兼烦躁，则夹有热邪，故用药时温寒并进，水热俱蠲，于法尤为缜密矣。

慢性支气管炎迁延日久，一般病程都在 2 年以上，内伏寒饮，肺有陈寒，寒盛阳虚，肌表不固是经年患病的根本问题，常常由肺而损及脾肾，只有在温化寒饮的同时兼治其脾肾，才能取得较好的疗效。"咳喘呕逆"是其证主要的指标，不必太拘泥于他证。而由于虚证的存在，往往微微风寒便可引动宿疾，固护卫阳、温脾补肾才是长治久安之策。该证固然十分顽固，但于临证时淡定从容，不急功近利，制定好长策，治愈该病的可靠性是不容怀疑的。

[**病案举例**]

王某，男，78 岁，2008 年 12 月诊。

患者咳嗽二十余年，被多家医院诊为支气管炎合并肺气肿，每年从农历八月十五以后开始发病，持续到来年五月端午后止，频发无度，遍访中西医院，用药无数，而至今未到八月十五已开始发作。诊时喘息抬肩，咯吐稀痰，痰每晚吐至半盆，气喘不能平卧，眠时需抚被而卧，自觉身冷，背部更甚，皮衣火墙都不能胜其寒，舌苔薄白，脉沉细弱略滑。此属外感风寒，饮邪内伏，肺气失宣之证。故法宜温肺化饮。

处方：麻黄 6 克，桂枝 15 克，旱半夏 12 克，五味子 10 克，白芍 15 克，细辛 3 克，生姜 6 克，大枣 3 枚，甘草 6 克，射干 10 克，干姜 4 克，杏仁 10 克。

方用五剂，自觉身冷已解，背寒已减，咳喘痰大减，眠已可平卧得息，知前已中的，原方减生姜、大枣，而加党参 10 克、黄芪 15 克，再进五剂，其证大减。后又配以参蛤散和鹿茸末以壮元阳而纳肾气，反复治疗三年，竟获痊愈。

按：支气管炎合并肺气肿的治疗是一个极为复杂的过程，但治病必务重其本，化寒涤饮同时必固其脾肾，而补脾固肾又非一日之功，必得耐心而待。而运用小青龙汤治疗该证，其显著的疗效，已经被一次次的证实，但是因为辨证的繁杂又难被掌握，因此悉心体查，坚持不懈，必能探求出一条治愈该顽症的坦途。

3. 小青龙汤治疗支气管哮喘

支气管哮喘与中医的哮病密切相关，但在喘病中也有涉及，认为是宿痰伏肺，因外邪、饮食、情志、劳倦等因素，致气滞痰阻，气道挛急、狭窄而发病。以发作性喉中哮鸣有声，呼吸困难，甚则喘息不得卧为主要表现。《内经》《伤寒论》《金匮要略》中尚未提哮喘之名，反言喘息，或喘咳相提并论。《内经》云："肺病者，喘咳逆气。""淫气喘息，痹聚在肺。"《金匮要略》则谓之："肺胀，咳而上气，烦躁而喘。"到了清代李用粹《证治汇补》中讲："哮为痰喘之久而郁发者，因而内有壅塞之气，外有非时之感，膈有胶固之痰，三者相合，闭拒气道，搏击有声，发为哮病。"陈修园对哮病的机制论述更加完备："寒邪伏于肺腧，痰窠结于肺膜……一发则肺腧之寒气，与肺膜之浊痰，狼狈相依，窒塞关隘，不容呼吸。而呼吸正气，转触其痰，齁齁有声。"

由此可见，哮病的发生是因为内有宿痰伏肺，外有诱发之邪，痰随气升，气因痰阻，相互搏结，阻塞气道，致使肺气升降不利，使呼吸困难，气息喘促。而又因气的出入，复引触停积之痰，产生哮鸣之音。当前，中医学对本病的治疗以缓效、稳效、持久的特点越来越被人们所接受。至于其治法，则无论虚实，必当兼顾肺脾肾三脏的具体情况。张景岳公有论曰："未发时以扶正气为主，既发时以攻邪气为主。扶正气者，须辨阴阳，阳虚者补其阳，阴虚者补其阴。攻邪气者，须分微甚，或散其风，或温其寒，或清其痰火。然发久者，气无不虚，故于消散中宜酌加温补，或于温补中宜量加消散。此等证候，当惓惓以元气为念，必使元气渐充，庶可望其渐愈。"此论实为老成谋国之言，言辞恳切，临证可为借鉴。近十几年来运用小青龙汤加减治疗该病，表明小青龙汤具解痉、化痰、止咳、平喘的综合作用，在对于本证的临床治疗中越来越受到人们的重视。

［病案举例］

杨某，女，68岁，1996年3月诊。

患者患支气管哮喘病已三十余年，其间在多家医院求诊，诊断一致，而疗效一般，至今已导致左肺萎缩，终年发病。由于长期发病，致使日夜端坐而不能平卧，长期服用大量的抗生素及氨茶碱、麻黄碱等，靠吸氧维持，尚能缓解一时。而中医更是用二陈、三子、四君、八味等治疗，但均无明显疗效。最近因西药已不能控制病情，已下达病危通知。症见其胸闷气急，不能平卧，哮声如锯，唇暗甲紫，痰涎自口向外溢出，舌大而滑，苔腻，脉浮而大。其证属脾肾阳虚，肾不纳气，水溢湿泛，肺气上逆。治宜温中蠲饮，宣肺纳肾。

处方： 麻黄6克，桂枝10克，五味子6克，细辛2克，干姜8克，甘草6克，白芍10克，半夏12克，白术10克，茯苓10克，肉桂10克，生姜3片，大枣3枚。

方用一剂，徐徐慢饮，用药后患者四肢略有抽搐，但痰涎已明显减少，呼吸也渐渐平稳。诊时嘱再缓进两剂，患者唇色开始泛红，呼吸也没有那么急促，睡得比较安稳。效不更张，上方续进五剂，因其消化不好，嘱其每日加四分之一粒山楂丸。后渐渐的其证缓解，又用参蛤散、参草散对症治疗，一年后患者症状已缓解，随访至今，其证未剧烈发作，患者尚可自理。

按： 疑难疾病的诊治历来是大家讨论最多的话题，因目前医疗水平的限制，有许多支气管哮喘患者辗转于中西医之间数十年，而始终不效，或虽暂时有效却长期缠绵于病榻之上。对于疑难疾病，应该采用什么办法治疗呢？又有哪些普遍规律可寻呢？怎么样才能使久治不愈的病例迅速获得转机呢？这就是仲景公所言：观其脉证，知犯何逆，随证治之。

六、桂枝麻黄各半汤

桂枝麻黄各半汤出自仲景公《伤寒论》第23条："太阳病，得之八九日，如疟状，发热恶寒，热多寒少，其人不呕，清便欲自可，一日二三度发。脉微缓者，为欲愈也，脉微而恶寒者，此阴阳俱虚，不可更发汗、更下、更吐也，面色反有热色者，未欲解也，以其不能得小汗出，身必痒，宜桂枝麻黄各半汤。"其论一头三尾，历来已成为诸家共识。简述之，所谓头者指"太阳病，得之八九日……一日二三度发"，论述的是太阳病久而邪郁未传少阳、阳明，病久正气弱而邪气亦微，交争于营卫之轻浅部位。而所谓三尾，是指病情所要发展的三个方向，其一是"脉微缓者，为欲愈也"，其二是"脉微而恶寒者，此阴阳俱虚"，"不可更发汗、更下、更吐也"指出汗、吐、下三法均属禁忌。三个更字也说明了病况急转直下，必然是庸医滥治，误用汗、吐、下三法，此点应切忌。其三，"面色反有热色者，未欲解也，以其不能得小汗出，身必痒，宜桂枝麻黄各半汤"。此说是仲景公遥承开头"太阳病……一日二三度发"之表病不解，日久而邪微之证。因外邪郁闭，阳气怫郁，难以宣发，故面赤身痒，汗出不彻，故要小发其汗。

仲景公为何只用了这么一张小剂合方呢？虽说是桂枝麻黄各半汤，先贤林亿计算过：桂枝汤方，桂枝、芍药、生姜各三两，甘草二两，大枣十二枚。麻黄汤方，桂枝二两，麻黄三两，甘草一两，杏仁七十个。今以算法约之，二汤各取三分之一，即得桂枝一两十六铢，麻黄、芍药、生姜、甘草各一两，大枣四枚，杏仁二十三个零三分之一枚，收之得二十四个，合方。因此方用三分之一，非各半也，宜云合半汤。就这么一张小剂量的合方，仲景公所昭示的是辨证审因一定要入微入细，表达的是医者仁心。

恩师陈瑞春先生明确提出，桂枝麻黄各半汤是用以治疗既不可发汗，又不能止汗的太阳变证。以其不得小汗，是汗出未透，寒闭而疼，风动而痒，扰及全躯，故身必疼痒。因表邪未尽，汗出不透，单用桂枝汤，恐不能发扬卫气，单用麻黄汤，又防其耗伤营血，只有合二方各取其半，是为恰到好处。所以，本方治风寒邪遏在表的身痒，能取良效。临床上皮肤瘙痒症、荨麻疹等均可随证择用。本方的临床应用，与第23条基本一致，即属于风寒外感，日久邪微，表郁不解者，可以用治荨麻疹、血管神经性头痛等证，但要明确辨证是属风寒外感，肺气失宣，无汗或汗出不彻者。由于荨麻疹时隐时现，反复发作甚或数月数年不愈，虽说多属禀赋不耐，卫外不固，其致病原因大多与风有关，或因受风寒、风热，或因血虚风燥，表虚风乘，或因饮食、情志所伤等，但是因其病情经年经月，就连患者自己也难以讲清其因何而发病，实属一大顽症。

桂枝麻黄各半汤治疗荨麻疹

荨麻疹相当于中医所讲的瘾疹，其特征是身体瘙痒，挠之出现红斑隆起，形如豆瓣，堆累成片，发无完处，忽隐忽现，退后不留痕迹。由于该证发无定数，经年经月，在临床上治疗起来十分棘手。

患者体质多属禀赋不耐，卫外不固。其致病原因大多与风有关，或因感受风寒、风热，或因血虚风燥，表虚风乘，或因饮食、情志所伤等。辨证当分清寒热、虚实、表里，没有什么所谓的大法，随机而动，需辨清夹杂之症。由于诱因很多，现只讨论风寒之邪郁于肌表者。该证的特点是见风即发，身体暴露的部位明显，疹块色不甚红。

[病案举例]

张某，女，43岁，2009年6月诊。

患者不明原因红斑隆起而引发全身瘙痒三个月，发作时堆累成片，忽隐忽现，挠之更甚，以头面部、腰部、身体屈曲部等处多见。中药使用消风散、防风通圣丸、荆防败毒散等方药；西药用泼尼松、葡萄糖酸钙等，未见明显疗效。诊时自觉身冷，关节肌肉酸重不适，胃纳可，精神一般，遇冷热都可诱发该证。舌苔薄白，脉浮而略滑。

处方：麻黄5克，桂枝5克，白芍5克，杏仁10克，甘草3克，大枣3枚，生姜3片，金银花10克，连翘10克，丹参15克，薄荷6克。

方用六剂，其证明显减轻，又用药加减将近一个月，基本未发。

按：该患者风寒之邪郁于肌表，外不得争于卫，内还不至于入于营，囿于肌表，出入不得，感寒受热均可发作，故于麻黄桂枝各半汤中加入了银花、连翘之物，丹参之用是因治风还得治血，加用薄荷是取其清凉发散之用。

七、小 柴 胡 汤

  小柴胡汤在全部《伤寒论》113 方中使用率最高，运用范围最广，疗效也十分的可靠，为历代医家所珍爱，倍加推崇，最为具体地体现了《伤寒论》的辨证思想，是以方统病、以病统证的代表方。因为其方禀一阳春升之气，上及胆经循行之器，下联三焦决渎之腑，运行枢机，决其升降，一身上下其气无所不乘，和则发育万物，为诸脏之生化，故其方药承"上焦得通，津液得下，胃气因和"之旨，通治诸病，是一方统百病的代表方剂。

  正确理解小柴胡汤证，首先要从少阳病谈起。少阳包括手少阳三焦与足少阳胆经。足少阳胆经起于目锐眦，上抵头角，络耳颈，下胸，贯膈，循胁里，络肝，属胆。胆附于肝，内藏精汁，中寓相火，名"中精之腑"，应春升之气，性喜条达而主疏泄。李东垣曰："胆者，少阳春升之气，春气升则万化安，故胆气春升，则余脏从之。"所以，《素问》在大声疾呼"主不明则十二官危""十二官不得相失"时，又强调指出"凡十一脏取决于胆也"。而少阳胆气上连于肺，下连于肾，少阳胆气通则肾气可升，肺气可降。或亢，或衰，则肾气不升，肺气不降，故《灵枢·本输》说："少阳属肾，肾上连肺，故将两脏。"

  手少阳三焦经和足少阳胆经同属少阳，其经脉起于小指次指之端，出臂上贯肘，上肩入缺盆，布膻中，散络心包，下膈，循属三焦。三焦是元气之别使，主决渎，名"中渎之腑"，为水火气机运行之道路。故胆腑清利，三焦通畅，枢机运转，气机条达，阴阳水火升降自如，水谷之道路通达，津液得以敷布。也如沈金鳌所讲："上焦如雾者，状阳明化物之升气也；云中焦如沤，又云如沥者，状化时沃溢之气也；云下焦如渎者，状济泌流水之象也，古人诚见乎三焦之气化，一皆胃之气化，一皆相火之所成功耳。"所以历代医家在强调气化的时候，无不注重少阳之气的升发。气血中和，百病不生，一有怫郁，诸病生焉。

小柴胡汤证，在伤寒六经辨证属少阳，少阳病有从太阳传来的，有本经自感外邪的，其病机为半表半里，寒热虚实夹杂。在三阳表证的病机变化，它可以外达出表，亦可以内陷入里。外邪入犯少阳，郁火上炎，三焦失畅，枢机不利，其症见口苦，咽干，目眩，此为少阳病的提纲证，也代表了半里的病机反应（实际包括胸胁苦满、不欲饮食、心烦喜呕等肝胆火郁证）。同时又因邪正相争，经气不利，出现了往来寒热的特有症状，可以代表其在半表半里的病机反应。但无论二者单独出现，或相伴出现，均可称其为少阳病。这些主症的出现，可以由太阳病失治、误治，也可由阳明病转入，但无论其来路如何，总以邪在半表半里，主证为少阳证临床特征，便可投以小柴胡汤治疗，使病邪透达于外，不致内陷入里。因此小柴胡汤在外感热病中所起的外达透邪，阻断病邪内陷的作用，是举足轻重的，其枢转之机也就不言而喻了。

由于小柴胡汤主治半表半里，寒热虚实夹杂之证，用其引申治疗杂病，可谓是通治诸病。诸如心血管系统疾病、肺系疾病、消化系统疾病以及部分神经系统的病证，只要出现半表半里、寒热虚实夹杂的病机，皆可用小柴胡汤化裁治疗。从宏观的病机看，诸如以肝胆为中心，波及脾胃，影响肺气，累及心神，扰乱肝魂，困扰胃肠，举凡兼表之虚证，兼里之实证，夹痰夹饮，气滞兼瘀等涉及的病种甚多，所以说用小柴胡汤权宜应变，治疗杂病，体现了同病异治，异病同治的原则性和灵活性。

要更深入地剖析小柴胡汤方，就必须从少阳病的病位、病证谈起。《伤寒论》第263条少阳病提纲："少阳之为病，口苦，咽干，目眩也。"少阳居半表半里之位，但又何为半表半里之位？柯韵伯深解仲景公之意，曰："少阳居半表半里之位，仲景特揭口苦、咽干、目眩为提纲。奇而至当也。盖口、咽、目三者，不可谓之表，又不可谓之里，是表之入里处，里之出表处，所谓半表半里也。三者能开能合，开之可见，合之不见，恰恰是枢机之象。苦、干、眩者，皆相火上走空窍而为病也。"少阳证半表半里的病位口、咽、目禀经而合，其症苦、干、眩，仅仅用11个字就表述得明明白白，尽善尽美。小柴胡汤证，《伤寒论》原文96条曰："伤寒五六日中风，往来寒热，胸胁苦满，嘿嘿不欲饮食，心烦喜呕，或胸中烦而不呕，或渴，或腹中痛，或胁下痞鞭，或心下悸，小便不利，或不渴，身有微热，或咳者，小柴胡汤主之。""中风"一句，无论太阳之经传邪，还是少阳本经受邪，胆寄于肝，中寓相火，乘风化而生火，可致枢机不利，木郁化火之变。往来寒热、胸胁苦满、嘿嘿不欲饮食、心烦喜呕皆属于少阳病主症，"或胸中烦而不呕"以下，皆或然证，其治法可在小柴胡汤和解少阳的基础上，随证加减。

而小柴胡汤方，药仅七味，大体上是由三组药配合而成。其一，柴胡、黄芩为肝胆药。柴胡疏肝达外，黄芩清胆泄内，亦可视柴胡为少阳表药，黄芩为少阳里药，共奏疏肝泄胆之功。其二，人参、半夏、甘草为脾胃之药。其中人参补益肺脾之气，半夏既能和胃又可顺气，甘草有调和诸药、甘守津回之意，共奏调和脾胃之功用。其三，生姜、大枣。从其性味辛甘透达，温养阳气的功用看，实在是调和营卫而达表的要药，用小柴胡汤治疗外感表证，姜枣是不可少的。由此，亦可反证少阳内传的机理，证明太阳与少阳的比邻关系，和表里相传的病理反应。

运用本方治疗外感表证，既可攻里，又可扶正，体现了仲景公组方的合理性。然而从小柴胡汤中组成药物有散有收、有攻有补的作用看，用其治疗杂病又是不可多得的良方。举凡表里失和，营卫不谐，脾胃不和，肝胆不利，肺气失宣，胸阳不畅，阴阳失衡，气血不调等病机所出现的各脏腑疾病，皆可用小柴胡汤宣畅三焦，运转气机。所以，如能横看表里，竖看三焦，外连肌表，内合脏腑，全面整体认识小柴胡汤方的原理，将其应用于临床治疗杂病，真可达到左右逢源的效果。这也就是小柴胡汤之所以推广应用于临床的真谛所在。

此外关于"但见一证便是，不必悉具"一句，也有必要进行探讨。临床中小柴胡汤的应用是恩师陈瑞春生前多次强调论述的问题，讲课时也多次提到，该问题看似小问题，实则如果不求甚解是会出大麻烦的。因为有的学者从"但见一证"入手，也就是只见一证，则用小柴胡汤，还美誉之辨证用药深得仲景公之奥秘。其实不然，如果只要有上述一证，即用小柴胡汤，那只是对症发药，对号入座，不能更深层次地品味仲景公制方用药的真谛。而对于该问题，历代医家各持己见。有的医家认为，只要见到"口苦、咽干、目眩"或"往来寒热，胸胁苦满，嘿嘿不欲饮食，心烦喜呕"的症状中任何一个，即可投以小柴胡汤治疗。陈老认为，这种见解有失偏颇，因为只见一证即用小柴胡汤，有其机械性和片面性，割裂了小柴胡汤证的整体意义。所以仅见口苦或咽干或目眩就用小柴胡汤，那未能抓住病机实质，多有失误。例如：口苦、咽干、目眩三者为胆火肆虐，如果仅见其中之一，就用小柴胡汤治疗，而方中所用人参、半夏、姜、枣、甘草之辛甘调和补益的功能，怎能用于一派实火之证呢？这就犯了虚虚实实之戒，无疑是机械地对号入座。何必捉襟见肘地去理解"但见一证便是，不必悉具"呢？其症有十，其证互见，仲景公详述备悉。

临床实践证明，精当地辨析病机，是拓宽小柴胡汤运用的关键。历代医家经过两千年的探索实践，经过千锤百炼，发展出了柴胡桂枝汤、柴胡二陈汤、柴胡加龙骨牡蛎汤、柴胡甘麦大枣汤、柴胡酸枣仁汤、柴胡温胆汤、柴胡陷胸汤、柴胡泻心汤、柴胡四逆散、柴胡平胃散、柴胡白虎汤、柴胡五苓散、柴胡四物汤、柴胡麻黄汤等有效的临证合剂，以小柴胡汤为中心，外感可治，内伤可用，虚证可调，实证也宜，广泛应用到心血管系统、呼吸系统、消化系统、神经系统疾病，疗效的可靠性已在临床实践中无数次得到了证实。横看表里，竖看三焦，外连肌表，内合脏腑，左右逢源，恰到好处。

恩师陈瑞春先生、朱进忠先生在世时都钟爱小柴胡汤，可以说每日临证必用，他们都是应用小柴胡汤的大家，也是经方理论的实践者。真正地更深层次地去品味仲景公小柴胡汤在制方用药中的真谛，真正地拓展小柴胡汤运用的思路，做到以"一方统百病"，至关重要的是洞悉病机，在病机两字上做深入细致的文章，那才是真正运用小柴胡汤绝招奥秘所在。而小柴胡汤证的病机是什么？能够反证其机的是仲景公明确讲出的"上焦得通，津液得下，胃气因和"三句话，顺着这条脉络向上辨析，深思这条原文，综观小柴胡汤对诸症的应用，细审其病机不就是：表里失和，营卫不谐，脾胃失调，肝胆不利，肺气失宣，三焦不通，概括起来就是"三焦不畅，枢机不运"。小柴胡汤在临床中广泛应用于实践，疗效可靠，时刻在昭示着仲景公泽被万世的功德，将永远为我们这些后辈敬仰。

1. 小柴胡汤治感冒

对于外感热病，从少阳证的病机来看，一般多可兼太阳之证，所以风寒感冒太少合病应该是占大多数，而运用小柴胡汤酌加野葛、连翘之类，是十分贴切的。因其方外可透邪，内可调理营卫，一般作为治疗感冒的首选方使用。

从临床实际看，时下常见的治疗感冒的成药大多数是辛凉药，有的还夹有西药。如外感初期即用上药治疗，一则是发汗过甚，一则是辛凉郁遏。如此治法，若体质素虚者，必然会导致在表之卫气损伤，在里之脾胃受害，而用小柴胡汤调和营卫，疏解寒热，就可显示出中药的优越性。

［病案举例］

李某，男，37岁，2010年12月诊。

五日前因外出当风，头痛如锥，胸膈满闷，遍身疼痛，身体倦怠乏力，恶风寒而发热，体温38.6℃，鼻塞流清涕，干呕心烦，不欲饮食，舌淡白，脉浮弦数。诊为风寒袭表，营卫不和，是太少合病，故治以调和营卫，和解少阳，以小柴胡汤加减治疗。

处方：柴胡15克，法半夏10克，黄芩10克，人参10克，甘草6克，葛根15克，连翘12克，生姜3片，大枣12枚。

方用两剂，两剂并煎，每三小时服用一次，分4次服尽，用药后诸症悉退，脉静身凉，嘱其多注意休息，调养而愈。

2. 小柴胡汤治烦热

烦热是以体温升高，但体温又不甚高的一种虚烦发热症状。烦热一证以前记载多是因"肺痨"久治不愈，导致肺阴耗伤；或是"肝病"久治不愈，耗血伤阴，致肝胆之火盛而致；还有因房事过度，纵欲不节，穷必伤肾，致精亏则肾阳亦虚而出现烦热。临床常见到患者感冒经治疗后出现烦热的症状，经分析，大量该发散汗解的病症，而寒凉药直进，冰伏其邪，抑郁卫阳，不得泄越，阳郁不达，则导致心胸及手足心烦热，四肢亦热，尿赤，烦躁易怒的临床症状。此种烦热无阳虚之象，但又状若阳虚，与当前抗生素滥用有关系，也是我们中医所面临的新课题，其实就是一个阳郁被遏之证，不能用滋阴退热，也不可透泄湿热，应用小柴胡汤以调营卫而求治于表里。

［病案举例］

夏某，男，68岁，2009年10月诊。

烦热半年余，其间多次感冒。用西药多种抗生素和解热药进行治疗，用药就好，停药就热，热还未退接着又出现感冒症状，反复几次。诊时烦热，体温37.3℃，精神倦怠，疲乏无力，肩、肘、胸、膝及颈项后背酸重不已。畏寒而覆被后一会儿自觉躁热，胃纳可，心烦易怒，小便色黄，大便基本正常，舌淡白而略黄，脉弦而略数。系冰伏其邪，而致枢机不利，阳郁而不达。治宜清热疏肝解郁。

处方：柴胡 12 克，法半夏 10 克，条黄芩 10 克，西洋参 10 克，葛根 15 克，黄连 2 克，生姜 3 片，大枣 12 枚。

上方用六剂，用药后脉静身凉，烦热已退去，但乏力仍作，上方去黄连合玉屏风散随治，近一个月而愈。

按：感冒发热，理应宣透，不宜凉遏（大量使用抗生素或有此弊端）。宣透可祛邪外达，而凉遏只能是留寇为患。西医查无任何指标，无法指导其用药，但烦热却稽留不去，无法治疗，而患者的精神状态却一日一日地衰败下去。由于寒邪遏伏于里，时下看似无大碍，但日久天长，寒邪不能外达，中医认为可致寒邪乱窜之奔豚证，可以波及心、胃、胸、咽，甚至上升到头面，可致汗出、失眠、心悸等一系列的问题出现。治疗应在邪伏未久之时透邪于半表半里之间。

3. 柴胡麻黄汤治疗慢性气管炎

"诸痰咳难治，喘病更难言"，不仅一般的医生认为咳嗽难治，就是有名的医家也颇感棘手。为什么咳嗽难治，原因究竟是若何呢？《素问》有论曰："五脏六腑皆令人咳，非独肺也。"咳嗽是一个症状，不是一个疾病。五脏六腑的多种疾病都可以引起咳嗽症状，诸种兼症又极为复杂多变。面对繁杂的各种证候群，审证求因，辨证论治，这样我们中医对于多种繁杂难愈的咳嗽证候论治的优势就凸显出来了。但是由于该证复杂多变，涉及五脏六腑、阴阳寒热表里虚实、风寒暑湿燥火等因素，辨证时必须多策应对。可不可以寻找到一种以简御繁的新方法呢？小柴胡汤通治阴阳寒热表里虚实，上中下三焦同治，麻黄汤开表止咳，合之而用，多路对多路，多头对多头，何其妙也。

[病案举例]

白某，男，58 岁，2006 年 2 月诊。

自述已咳嗽近一年。在山西医科大学第一附院诊为慢性气管炎。诊时咳嗽剧烈，咽痒而干燥，胸痛，并咳嗽遗尿，胃纳可，精神一般，面色苍白，大便干燥，舌质红、苔薄白，脉弦缓。系为肺失宣肃，气机疏导不利而致咳，法当疏肝和胃，清肃肺气。

处方：柴胡 10 克，法半夏 10 克，黄芩 10 克，党参 10 克，甘草 6 克，麻黄 10 克，杏仁 15 克，桂枝 10 克，生姜 3 片，大枣 7 枚。

方用三剂，谓咳嗽基本痊愈，其证已不复存在。

按：咳嗽难治，其实不难，关键是抓住"肺不伤不咳""脾不伤不久咳""肾不伤咳而不喘"以及"喘多肾虚"的治疗原则。在于从各种相关的病因溯本求源，切不可见咳止咳，见痰化痰，凑集多种化痰止咳之药，更不能初咳即用止涩之药，邪盛而选大补之品，这些都是治疗咳嗽病证之要则。

4. 小柴胡汤治疗肝炎

通常我们生活中所说的肝炎，多数是指由甲型、乙型、丙型、丁型、戊型肝炎病毒引起的病毒性肝炎。而目前，临床上以乙肝"三阳"者居多，这种病毒携带者，有时无证可辨，虽然有"大三阳""小三阳"的秉性不同，但是仅从症状上无法区别。而在临床上，西医因对该证的疗效一般，也大都推荐给中医用中药医治，中医有效病案可以讲是很多的，但是对病症的研究，一直以来，理论都没有系统化，只能凭经验随证治之，十分的可惜。

［病案举例］

严某，男，35岁，2008年3月诊。

患者肝炎三年余，始因急性肝炎发作入院治疗。入院三个月，症状缓解后改用中药治疗，黄疸随退，但是乙肝病毒表面抗原（HBsAg）、乙肝病毒e抗原（HBeAg）、乙肝病毒核心抗体（HBcAb）阳性，而肝功能指标多次查都不正常。诊时，精神不振，神态疲乏，眠差梦多，四肢无力，大便干稀不调，小便黄，舌白腻而黄染，脉弦缓。拟用疏肝理气，健脾和胃，清热解毒之法进行调治。

处方：柴胡10克，法半夏10克，黄芩10克，西洋参10克，白花蛇舌草12克，虎杖12克，金钱草15克，草河车12克，甘草6克，青皮10克，枳壳10克，陈皮10克，郁金10克。

上方用20剂，小便已正常，肝区不适感明显减轻，食量激增，但大便略稀，于上方中加山药15克、白术10克、大腹皮10克，再进20剂，服后大便基本成形，精神也好转，又于上方中加鸡内金10克，又进50余剂，自觉各方面均正常，停药观察，经查两对半均为阴性。

按：肝炎病的治疗是一个长期的工程，应以无毒治疗为上，不可急于求成。不然，弄巧成拙，反生祸端，必须慎之又慎。

5. 柴胡白虎汤治口渴

口渴一症，见于多种疾病，在古典医籍中另有"口干""口燥""口舌干燥""思水""欲饮水""大渴""烦渴""大渴引饮"等名称，但引起的原因又不尽相同。口渴多指口中津液不足，有些有饮水要求，有些不一定有饮水的欲望。《景岳全书》曰："口渴口干，大有不同，而人多不能辨。盖渴因火燥有余，干因津液不足。火有余者，当以实热论，津液不足者，当以阴虚论"。然而时下多见由于滥用感冒药，发汗过甚，风寒之邪未罢，热甚耗气伤津，酿成三阳合病而致口渴。

[病案举例]

雷某，女，42岁，2007年5月诊。

患者自述因感冒服用感冒药后，汗出而高热不退，继之出现口渴之象。诊时患者自觉夜间睡觉早起时，口干舌焦，口腔中无一点水湿之气，焦苦不已，刷牙时干呕，烦热，胃口极好，但是食后腹满而胀，舌淡白，脉弦滑。该证是大汗之后而风寒之邪未随汗出，而致三阳合病，治宜清热泻火以保津。

处方：柴胡10克，法半夏10克，黄芩10克，西洋参10克，甘草6克，石膏40克，知母12克，生姜3片，大枣12枚。

方用两剂，其证解，热退津回。

按：该患口渴，主因感冒余证未除，又滥用抗生素，解热发汗药，致使口渴内生，焦苦不已，而致三阳合病，错综复杂，气血已伤，阴亏阳盛，虚实夹杂，在用小柴胡汤和解三阳的同时，加白虎汤清热生津。

6.柴胡五苓散治疗布加综合征

Budd（1899年）和Chiari（1945年）分别报告了因肝静脉炎引起的肝静脉血栓形成病例的临床和病理特点。后来即将肝静脉阻塞引起的症状群称为Budd-Chiari综合征——布加综合征。现今文献中所用的Budd-Chiari综合征还包括肝段下腔静脉阻塞引起的肝静脉血回流障碍。随着发现的病例越来越多，目前所指的Budd-Chiari综合征包括了任何原因引起的肝窦流出道受阻的疾病，可伴有或不伴有下腔静脉高压，除单纯的肝静脉或肝小静脉梗阻外，还包括肝段下腔静脉梗阻，下腔静脉右心房入口梗阻及多灶性下腔静脉和肝静脉梗阻。

目前我们中医由于资料甚少，而研究的并不多。因临床患者迅速出现大量的腹水，右上腹疼痛，疑似《难经》中记载的"肝之积名曰肥气，在右胁下，如覆杯，有头足……脾之积名曰痞气，在胃脘，覆大如盘"的描述。

目前对该病大部分采取外科手术治疗，但由于手术难度极大，相对而言死亡失败的风险也很高。治疗该病对于我们中医来讲首先需要的是勇气。

[病案举例]

贺某，女，35岁，2008年5月诊。

患者通过肝静脉造影，被多家大型医院确诊为布加综合征。由于下腔静脉约有10cm的静脉被栓死而无法手术，形成了大量的腹水，仅靠抽取腹水以减轻症状，后来腹水也无法抽取，越聚越多，医院觉得该患者来日无多，嘱其回家静养治疗。患者家属无奈之下，求治于中医，但许多人都无从下手，劝其家属放弃。后来患者找到鄙人求治，当时我也感到十分棘手，是朱老先生生前讲的一句话鼓励了我："世上没有治不好的病，只有我治不好的病；世上没有治不好的病，只有我暂时治不好的病。"于是就查其体征：腹水使腹部胀大如球，眠差而梦多，月经量少而淋漓不尽半个多月，口干而不欲饮，小便量少，胃纳呆，神疲乏力，面色黧黑，舌白而腻，边有齿痕，脉细弦缓而濡。怪病多从肝治，首先得一阳之生生之气，木能克土，土也能克水，乙癸同源，何不以化气行水，疏肝和胃之法治之。

处方：柴胡10克，法半夏10克，黄芩10克，西洋参10克，甘草6克，泽泻20克，白术10克，茯苓10克，猪苓10克，肉桂3克，桂枝6克，生姜3片，大枣7枚，薏苡仁30克。

方用7剂，饮食、精神明显好转，但小便仍然不利，口干依然如故。于是又用上方15剂，小便仍然不利，腹水无任何改变的征兆；又用上方7剂，患者腹水依旧是不见一丝一毫的动静，反而有增多的迹象。我也动摇了，让患者家属到医院抽取一点腹水，给我治疗争取一点时间和空间。但结果是多家医院不但说不能治疗，反而劝其家人准备后事，球又到了我的脚下。于是我又用上方加丹参30克，7剂，用至第3剂，患者尿量突然增加，体重以每日2kg的速度下降，再诊时腹已平如常人，后又用十四味温胆汤、东垣清暑益气汤进行调治半年余。随访至今，患者身体健康，可以从事正常工作。

按：布加综合征目前还未见到靠保守治疗而彻底康复的病例。大凡医者见此证都觉得无所适从。从本证来看多是因正气不足，损伤到肝脾之阳，而肝内寄相火，寓一阳之生生之气，肝肾同源，而肾中真阳亦与肝关系密切。故一旦肝气不足，机体生化之机减退，犹晨曦无光，必寒湿四起，水溢而泛滥。运用柴胡五苓散，肝、脾、肾三脏同治，最终获功。

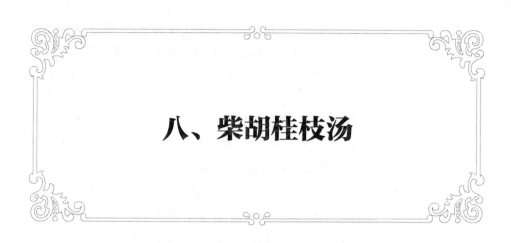

八、柴胡桂枝汤

柴胡桂枝汤是由小柴胡汤和桂枝汤合而组成，通治太阳经和少阳经之证。由于太阳经证和少阳经证占有《伤寒论》整个病证的百分之八十以上，就可想而知柴胡桂枝汤的应用范围之广。

然而仲景公将此二者合方，观其用意绝不是一加一等于二这么简单。陈瑞春先生讲得好啊，由于本方具有小柴胡汤和解表里、疏肝泄胆的作用，同时又具备了桂枝汤调和营卫、健运脾胃的功效，这样从全方的作用机制上来分析，就具备了燮理阴阳、和解表里、调和营卫、疏肝泄胆、健运脾胃、补益气血的功能，是一张不可多得的保健良方。在临床应用中，高热可治，低热能平，尤其是对于年老体弱之人，有病可治，无病可防，长期服用，可以轻身却病，益寿延年。运用之时，根据体质的不同，随证可以用冬虫夏草、西洋参、全鹿料等进补之品，但需药随证变，权宜加减，可以使本方变通为补益的良方。

柯韵伯曾言："仲景书中，最重此二方，故于六经病外，独桂枝汤证、柴胡证之称，见二方之任重，不拘于经也。如阳浮阴弱，是仲景自为桂枝证之注释，血弱气虚条，亦仲景自为柴胡证之注释。桂枝有坏病，柴胡也有坏病，桂枝有疑似证，柴胡亦有疑似证。病如桂枝证而实非，若脚挛急与胸中痞硬者是已；病如柴胡证而实非，如本渴而饮水呕，食谷哕，与但欲呕、胸中痛，微溏者是已。"从柯韵伯对仲景公的理解中，可以得出这样的一个结论，仲景公对该方的合用是多么的独具匠心。

该方出自《伤寒论》原文第 146 条，曰："伤寒六七日，发热，微恶寒，支节烦疼，微呕，心下支结，外证未去者，柴胡桂枝汤主之。"本条的解释可以达成共识的是：伤寒六七日，病邪已入少阳，而太阳外证未罢。可以明确的是，发热，微恶寒，支节烦疼，是太阳桂枝证；微呕，心下支结，是少阳柴胡证。

所有的伤寒家都明白一点，那就是仲景公对于理、法、方、药严谨的一贯性。而本条叠用了两个"微"字，即"微恶寒""微呕"，所以许多医家（另有部分高等中医药院校教材）都解释为，说明在太阳证中恶寒微，知发热亦微；反支节烦疼，而轻于身疼、腰疼、骨节疼痛。而少阳证中微呕，即心烦喜呕而微，心下支结与胸胁苦满同类而轻。于是可知该证是表证虽不去而已轻，里证虽正见而未甚，故取桂枝之半以散太阳未尽之邪，取柴胡之半以解少阳微结之证。认为用小剂量的柴胡桂枝汤复方，调和营卫，以解太阳之表；和解枢机，以治少阳之里。

然而仲景公之真意果真如此吗？首先该方名柴胡桂枝汤而未名柴胡桂枝各半汤。仅《伤寒论》中原方柴胡的用量是四两，是方中用量最大的一味药，这样称其为柴胡桂枝各半汤是极不贴切的，王邈达亦云："特以柴胡一味，用任其全故名柴胡桂枝汤，亦即以别柴桂各半汤云。"王氏依照原方剂量组合的不同，而为柴胡桂枝汤正名，可见治学的严谨。从柴胡的用量及方名来看，仲景公所表达的绝不是柴胡证和桂枝证平分秋色，体现的也绝不是大体相对均衡的病机。

需要进一步讨论的是，在仲景公治疗外感发热病中，发热，微恶寒，支节烦疼，并不能粗浅地理解为"恶寒微，知发热亦微；支节烦疼，轻于身疼，腰疼，骨节疼痛"。关于应用本方的案例，在上海科技出版社《伤寒论》（第4版）中引用有"刘某，体温在40.4~41.2℃"病案一则；而人民卫生出版社21世纪课程教材《伤寒论》中引用有"一年龄15岁男性患者，体温持续在39℃以上"病案一则。而在临床实践中治疗外感热病亦是如此，难道是"发热亦微"吗？

而对于"支节烦疼"一症，刘渡舟先生曾治背疼而臂不能抬举，身体疼痛而不可转侧，痛甚之时不能行走，需服西药盐酸布桂嗪而可暂止片刻疼痛之证，服柴胡桂枝汤三剂诸症豁然而解，难道治的是一般的关节疼痛轻症？

在临床中运用该方治疗上吐下泻的严重霍乱之证，可以讲是药到病除，起死回生；在临床中大量用于治疗冠心病、心肌炎、心绞痛等病证也是疗效非凡。并且用于治疗慢性肝炎、风湿性关节炎、肩周炎、落枕、岔气、胸膜炎、十二指肠溃疡、荨麻疹、癫痫、癔病、神经官能症等病证，疗效甚佳。

所以柴胡桂枝汤的作用机制，绝不是等同原来的两方机械叠加，而是以桂枝汤之调和营卫，为小柴胡汤和解半表半里创造了有利条件；而小柴胡汤和解少阳，则又为桂枝汤辛散解肌奠定了基础。"方有合群之妙用"，是以该方广泛应用于涉及太少两经的多种临床病证。

1. 柴胡桂枝汤治感冒

感冒一证是临床上的常见病，也是多发病，四时皆见，但以冬春季多发。但是由于气候、环境、生活习惯、地域、风俗、体质等的不同，其表现的差异又特别大，所以在临床上治疗起来还需认真辨清。由于该病证多发，对于药物的需求量也就特别的大，各种各样的药物充斥着市场，患者也想要方便有效的药方，而医者也想以一方或一药来通治，然而此恰恰忽视了仲景公随病机而动的辨证论治的科学观点。

[病案举例]

李某，男，38 岁，2007 年 3 月诊。

患者于午后饮酒过量后野外考察，由于天寒地冻，触冒了风寒。于晚 6 时许，开始头痛，鼻流清涕，体温达 39.8℃，全身疼痛不适，口干口苦，欲呕，大便不爽，舌红而淡，脉弦滑数。乃太少两经合病。故拟用柴胡桂枝汤治之。

处方：柴胡 12 克，桂枝 10 克，法半夏 10 克，白芍 10 克，黄芩 10 克，西洋参 10 克，甘草 10 克，生姜 3 片，大枣 12 枚，葛根 15 克。

方用两剂，嘱其并煎，每 3 小时服用一次。次日来诊，已脉静身凉，胃纳渐佳，但似觉乏力，故又用上方两剂而告愈。

按：感冒一证，多为外感发热，主因是正邪交争。邪愈重而热愈甚，寒邪来袭，阳气不能外达。此案又兼酒热之邪内壅于里，外感之邪伤于表，故用该方合剂全力和解，一鼓作气，鼓邪外出。另外需要指出的是酒热之邪客于里，本不可以使用桂枝汤，《伤寒论》原文（17 条）指出，"若酒客病，不可与桂枝汤，得之则呕，以酒客不喜甘故也。"如误服桂枝汤可使湿热蕴滞，胃气上逆而呕吐。柯韵伯曰："平素好酒，湿热在中，故得甘必呕，仲景用方慎重如此，言外当知有葛根、连、芩以解肌之法矣。"故对于酒客，在用药上必加葛根。

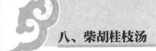

2. 柴胡桂枝汤治疗空调病

空调给人们带来舒爽的同时，也带来了一个"疾病"——空调病。长时间在空调环境中工作学习的人，因空气不流通，环境得不到改善，会出现鼻塞、头昏、打喷嚏、耳鸣、乏力、记忆力减退等症状，以及皮肤易发干、易过敏等，这类现象在医学上称之为"空调综合征"或者是"空调病"。

其实这类"空调综合征"就是由于空气寒冷干燥造成的。尤其是在夏秋季节，在空调器制冷带来凉爽空气的同时，也产生大量的冷凝水，使室内空气变得越来越干燥。长期在这种干燥空气里，首先我们的眼睛干涩、嘴唇干，这不难理解；其次就是我们的皮肤由于穿衣较少，大部分裸露在这种干燥的空气中，即使不出汗，也会散失大量的水分；再就是我们呼吸时，吸入的是干燥的空气，呼出的是饱和的湿气，这样，散失的水分会更多。这种情况时间一长，我们的鼻黏膜、气管黏膜就会变干，严重时会发生干裂，感冒病毒就会乘虚而入，这样引起感冒、咳嗽是在所难免的。

[病案举例]

曲某，男，42岁，2005年8月诊。

患者于讲课时突然觉胃脘部不适，摔倒在地，冷汗淋漓。诊时口干口苦，嘴唇干裂，咽痒不适，目干涩，右肩关节疼重而不能举，头晕而重。自述于前不久曾去北医三院就诊，被诊为干燥综合征。舌红而淡，脉弦沉弱。细思，口、眼、鼻不正是半表半里之候吗？又冷汗不止，关节肌肉疼痛，恰为太少合病，故用柴胡桂枝汤治之。

处方：柴胡10克，法半夏10克，黄芩10克，西洋参10克，甘草6克，桂枝15克，白芍15克，葛根15克，藿香15克，生姜3片，大枣12枚。

上方用三剂，其证立解，且多年的肩周炎也随之而解，后在患者的要求下，再进三剂而精神气爽，嘱其合理使用空调，注意保持空气的畅通，其证至今未发。

按：目前该病大多是采用中医中药制剂而治疗，但是也为我们提出了新的课题。由于室内室外的温差较大，人经常进出会感受到忽冷忽热，这会造成人体内温度平衡调节系统功能的紊乱。外部环境的忽冷忽热，也会引起半表半里之候。时代在不断发展，所以我们中医也不能囿于古人关于环境的表述，更不能躺在古代先哲留给我们的财富堆里，只有创新和发现才能发展中医事业，才能无愧于我们的先人。

3.柴胡桂枝汤治疗霍乱

霍乱系由饮食不洁，感受疫毒，致突然剧烈泄泻，继则呕吐的烈性传染病。多发生于夏秋季节，其主要成因为外感时邪，内伤饮食，内外合邪，壅滞中焦，引起脾胃功能紊乱。脾陷胃逆，升降失司，清浊相干，气机紊乱是其病机的关键。

仲景公在《伤寒论》中曰："问曰：病有霍乱者何？答曰：呕吐而利，此名霍乱。问曰：病发热头痛，身疼恶寒，吐利者，此属何病？答曰：此名霍乱。霍乱自吐下，又利止，复更发热也。"此霍乱病是古代病种之一。中医学所称的霍乱，不同于西医学所指由霍乱弧菌引起的烈性传染病。因之，后世中医临床医师称前者为霍乱，后者为真霍乱，以示区别。在治疗上仲景公采用四逆加人参汤、理中丸、五苓散、桂枝汤、四逆汤、通脉四逆加猪胆汁汤主治。

现代中医认为治疗当以辟秽泄浊，祛湿和中，护阴扶阳为大法，此外，由于本病起病急骤，病势凶险，故临床必须配合其他急救方法，以免延误病机。顺便多提一句，由于中药汤剂运用是需要时间的，急救的补液、平息胃肠道痉挛、止泻措施是必须的。但是中医在治疗上具有独特优势，千万不要只依赖西药，相信我们是有把握的。

［病案举例］

杨某，女，68岁，2008年8月诊。

患者因午饭食用了变质的剩菜，于下午三点多钟，开始了剧烈的上吐下泻。吐泄物皆水（稀黄水或米泔水样），时时吐泄同时进行，间隔不足十五分钟。头晕而不能睁眼，自觉天地旋转，突然起床又直直摔下，汗出明显。时值伏暑天气，更是烦躁异常。随即服用藿香正气口服液，旋即吐出。于是请人输液治疗，输液不到十分钟，烦躁不安，又拽掉输液器。诊时舌淡苔薄白，脉细而沉弦。其证象肝胃不和，内外感邪，应是太阳、少阳两经并病，于是放胆应用柴胡桂枝汤。

处方：柴胡10克，法半夏10克，黄芩10克，西洋参10克，甘草6克，桂枝15克，白芍15克，藿香15克，葛根15克，生姜片3片，大枣12枚。

方用两剂并煎，于晚六时进药四分之一，随即睡去，半夜方醒，其证若失，自觉腹中饥而索食，食后睡至第二日晨，继服余药而后愈。

按：运用柴胡桂枝汤治此急症，据我学识所及，临床上并未有人实践过，

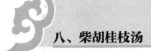

书中也并无记载。然此危急关头，医师的心理素质是关键。通过此例，我对运用柴胡桂枝汤的信心大为增加，只要是表里阴阳不和，肝胆脾胃失运，气血营卫不调，脉证相应，不必拘泥于何经何证，用之即效，该方反而成为了临床上调理治疗的首选方。

4. 柴胡桂枝汤治疗眩晕

眩晕一症，中医可有风火上扰、阴虚阳亢、心脾血虚、中气不足、肾精不足、痰浊中阻等证候。大多数的医家认为，眩晕的病位在肝，涉及心、脾、肾三脏，属虚者多，属实者少。

[病案举例]

任某，女，46 岁，2009 年 5 月诊。

自述因其生意不顺，伤心熬夜而患头晕。睁眼觉天地旋转，动则仆倒，时时泛恶，以至于长期卧病在床，不敢出门。多家医院诊为梅尼埃病，住院三个多月，症状基本控制。此次因生气而突然发作，自觉天旋地转，不敢睁眼，不敢翻身，不敢坐立，手足抽搐，恶心呕吐，舌淡白，脉弦缓。综合脉证，认为是气郁生火，引扰肝风内动，上扰清阳而致眩晕。

处方：柴胡 10 克，法半夏 10 克，黄芩 10 克，西洋参 10 克，甘草 6 克，桂枝 15 克，白芍 15 克，葛根 15 克，天麻 10 克，钩藤 10 克，玉竹 10 克，生姜 3 片，大枣 12 枚。

上药服用三剂，眩晕大减，又继服六剂，诸症消失而愈。

5. 柴胡桂枝汤治疗肩周炎

肩周炎，在中医古籍中大多叫肩凝、肩不举，或者是五十肩、肩痛、肩周围痹、肩痹痛、臂不遂等。所谓痹，中医认为是风寒之邪留而不去，经络之血为之凝而不通，聚而为患。

而该证之发生，多数是老年人，尤以更年期以后的妇女多见。多发于一侧，间或有两侧同时发病者。患者常常不能叙述出明显原因，忽然感觉肩部疼痛以及肩关节功能活动障碍。症状发展较为缓慢，数日或数月时间内，肩关节功能即发生严重障碍，致上肢不能抬举，而且疼痛亦随肩关节功能活动障碍程度的不断发展而日益加重。

[病案举例]

姚某，女，51 岁，2007 年 8 月诊。

患者肩臂疼痛两年有余，左上臂不能抬举一年。经多家医院诊治，被诊为肩关节周围炎，疗效一般，服止痛药可解片刻燃眉之急。又经针灸、按摩等，也是无效而终。诊时患者自述左臂不能抬举，身不能转侧，颈不敢摇摆，卧则不能翻身，口苦，咽干，两胁疼痛，胃纳呆，大便不爽，正是伏天，肩背需穿棉背心保暖，舌淡白，脉弦而缓。辨证为卫阳被遏，筋脉失养。

处方：柴胡 10 克，法半夏 10 克，黄芩 10 克，西洋参 10 克，甘草 6 克，桂枝 15 克，白芍 15 克，葛根 15 克，藿香 15 克。

服药四剂，其痛豁然而失，手臂也能缓缓抬举，又继服两剂，余症解。

按：手少阳三焦经自小指出，出臂而上贯肘，上肩入缺盆，布膻中，散络心包，下膈，循属三焦。肩凝，正是少阳阳气被遏，用小柴胡汤和解之，而背痛连胁桂枝汤可解之。颈项强直，故加葛根。正值暑日，故加藿香以散暑气。

曾有人曰：夏日用桂枝是否犯以热助热之禁？该患者夏日尚需穿棉背心，可见畏寒到何种程度，所以放胆而用之。但是，应用大剂量桂枝温阳祛寒，一定要做到中病即止。

6. 柴胡桂枝汤治疗脚冷

脚冷一证又称厥逆，是指足冷至膝的症状。在《内经》中有"寒厥""四厥"的记载，直至《伤寒论》的问世才有了"手足厥冷"的证名。后世多称为手足逆冷、手足厥逆、手足厥寒、四逆厥、厥冷、手足寒等。"凡厥者，阴阳气不相顺接，便为厥。厥者，手足逆冷者是也。"这是仲景公对手足厥冷发生机制的概括。后世医家对于手足厥冷的认识都是根据《伤寒论》的论述而进行辨证的。

一般来讲，阳气衰微形成的厥冷，临床上较为多见。还有因血虚受寒而引起的手足厥冷，一般多由素体血虚，感受寒邪，以致血脉运行不利，寒邪凝于四肢而成。由于现代医学的发展，在输血时受寒也应该纳入血虚受寒的病候之中。

[病案举例]

陈某，女，42 岁，2008 年 9 月诊。

患者因足冷至膝二十年而诊。时正值夏末，天气炎热，仍穿高腰皮靴。问诊时言二十年来一直如此，就是伏天也不能脱皮靴，否则冷痛不已。究其原因，于二十年前冬季生产孩子时失血过多，需要输血，护士让其夫将血浆

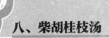
于腋下捂热，其夫不明白，捂了几分钟因怕冷而将血浆置于床榻上，护士也粗心地将冷血浆直接输入患者体内，始患此疾。经治无数，不见好转。诊时患者胃纳极佳，身体一向健康，很少感冒，眠可，大便正常，口苦，咽干，舌淡白，脉弦滑。认为其证为厥冷。口苦、咽干又为少阳之证，脾主四肢，故用柴胡桂枝汤治之。

处方：柴胡 10 克，法半夏 10 克，黄芩 10 克，西洋参 10 克，甘草 6 克，桂枝 15 克，白芍 15 克，葛根 15 克，生姜 3 片，大枣 12 枚。

方用四剂，其症若失，复诊时已穿凉鞋而诊，再进四剂，时至今日，患者一切安康。

按：由于将冷血浆直接输入患者体内，致使足冷至膝二十年，稍微受寒则冷痛不已，饱受病痛折磨，幸亏患者体质极佳，寒邪尚未深入脏腑。血虚受寒一证，外寒内侵者居多，然而本证更是直接入血为患。

九、柴胡加龙骨牡蛎汤

    柴胡加龙骨牡蛎汤，在柴胡类的方剂中，是一张别具一格的处方。有人认为"其证候少见，其方义杂糅，现应用已少"。检索古今医家医案，多以烦惊、谵语为主症，以胸满等少阳脉证为辨证要领。但是我们今天学习仲景公的方义，是为了现实的临床实践。那么这张方子到底是应用到什么样的疾病之中去？其范围到底有多大？中医学是一门实践科学，由于《伤寒论》原著的轶失，只有在临床实践中通过有效病案来反证其理论，这也是目前唯一能向前发展的思路。顺着这条思路走下去，你就会明白仲景公给我们留下的是多么宝贵的财富。

    丹溪翁曾曰："杂合之病，须用杂合之药。"这也是在感叹柴胡加龙骨牡蛎汤证，错综复杂，到底何为主证，何谓兼证，患者讲不清哪里有问题，医者也辨不清到底是什么问题。这些问题，可以讲都是因为"伤寒八九日，下之"带来的恶果。

    对于"伤寒八九日，下之"，古今医家有众多的解释。

    《医宗金鉴》中认为伤寒八九日是因为"表不尽，邪不解"而妄下之，其邪乘虚内陷。邪入于上，胸满结胸，气壅道塞；邪入于中，烦惊昏狂而谵语，心神不宁；邪入于下，轻则小便不利，重则小腹满痛，下焦水道受阻。邪壅三焦，荣卫不行，水无去路，则一身尽重，不可转侧也。方有执认为下后里虚，外热入里是其辨证要点，也是该证形成的原因，认为"胸满者，下后里虚，外热入里，挟饮上传于膈，所以烦也。惊伤心，心藏神而居膈，正虚邪胜所以不宁。一身尽重，不可转侧者，伤寒本一身疼痛，亡津液而血涩不利，故变为沉滞而重甚也。"对于这一证候的理解，前者认为是荣卫不行，水液外渗，而后者则认为是"伤寒不尽，血涩不利而为之。"

在上海科技出版社《伤寒论讲义》（第4版）中认为："伤寒八九日，误用攻下之法，使病邪内陷，弥漫全身，形成表里俱病，虚实互见的变证。下后正气受伤，邪陷少阳……少阳相火上炎，加之胃热上蒸"是仲景公之方意。成无己则认为："伤寒八九日，邪气已成热，而复传阳经之时，下之虚其里而热不除。"对于"一身尽重，不可转侧者"，认为是"阳气内行于里，不营于表也"。而在人民卫生出版社21世纪课程教材《伤寒论讲义》中则认为是："伤寒八九日，误用攻下。病入少阳，邪气弥漫，旁溢他经，表里同病，虚实互见，阴阳错杂，诸症纷起。邪陷少阳，经气不利而胸满。心主神，少阳郁火与胃中燥热一同上扰，心神不宁则烦，混乱不明则谵语。肝藏魂，胆与其合，胆中郁火妄动，肝魂不安则惊。三焦枢机不利，决渎失职，膀胱气化不行，而小便不利。气失条达，上下内外气机皆郁而不畅，故一身尽重不可转侧。"非常明确的一点是病入少阳是其主因。

仲景公曰："伤寒八九日，下之，胸满烦惊，小便不利，谵语，一身尽重，不可转侧者，柴胡加龙骨牡蛎汤主之。"笔者认为"妄用攻下，伤于少阳"是该方证的病因所在。《素问》指出："凡十一脏，取决于胆也。"而三焦枢机决渎失职，故生此证。

胆与肝相表里，凡上升之气，自肝而出，肝木性升散，郁则经气逆。《灵枢·本输》曰："少阳属肾，肾上连肺，故将两脏。"胆中郁火妄动，邪气弥漫，旁溢他经，肝脏藏魂，郁火扰于肝，肝魂不宁则惊；郁火郁于肺，经气不利则胸满；心为君火，火与火遇轻则烦乱，重则血不守心而谵语昏乱；郁火扰于肾，与三焦枢机不利相合，则膀胱气化不行而小便不利；而热邪昏扰，气机失调，故成一身尽重而不可转侧。

既为柴胡之证，何以没有甘草？丹溪翁曰："杂合之病，须用杂合之药。"是方寒热并用，表里同治，阴阳并调，如何可以不用甘草之调和作用。柯琴在《伤寒来苏集》中讲："满者忌甘，故去甘草。"讲得就过于武断，"满者忌甘"是指甘厚腻味之品，甘草平淡而甘，调和百药，利尿清热，怎又成了厚腻之品了，仲景公既有小柴胡汤之意，有何不用甘草之理，估计是叔和先生整理前就已经遗失了。

至于铅丹，主要是弄不清楚仲景用的铅丹是什么东西，而医籍本草中讲得也是含混不清，不可妄加臆断而乱用。柯琴讲："铅禀乾金之体，受癸水之气，能清上焦无形之烦满，中焦有形之热结，炼而成丹，不特入心而安神，且以入肝而滋血矣。"可能是个好东西，但还有待于各家去论证，而后为用。

本方是由小柴胡汤加减变化而组成，因病入少阳，故以小柴胡汤疏肝胆郁火，调达三焦枢纽为主，加桂枝通阳和表，以解一身尽重、不可转侧之感，加大黄泻热清里；加龙骨、牡蛎重镇理怯而安神明，以清胸满烦惊、谵语之症，加茯苓通利小利。旨在使错杂之邪，迅速化解。

由于该病证，三阳皆有表现，诸脏俱是不调。仲景公以其天才的智慧，将各种昏扰之证一一列出，仍从柴胡证而治。证虽多但不外以柴胡证为主，药虽杂总不离柴胡方左右。而且通过该方证，也对小柴胡汤加减变化提供了一些启迪，为后世创造性地应用小柴胡汤的加减变化的规律，提供了十分确切的佐证，像柴平煎、柴苓汤等都是十分难得的好方子，也为各种新生疑难病证的治疗提供了十分明确的思路。

该方视角独特，应用范围广泛，对于治疗中医癫狂、癫痫、心悸、失眠、梦游等病症，或西医学的精神分裂症、癫痫、神经官能症、梅尼埃病、甲状腺功能亢进、心脏病、高血压病等都有很好的疗效。另外，许多医家用以治疗习惯性便秘、泄泻、更年期综合征、阳痿、耳鸣等病症也是疗效非凡。

1. 柴胡加龙骨牡蛎汤治疗癫痫

癫痫是临床常见疑难病，但是也没有什么好的治疗办法。但是通过历代医家的探索，现可形成共识的是，本病是由于七情失调，饮食不节，禀赋异常，脑部外伤或他病之后，脏腑失调，痰浊阻滞，气机逆乱，风阳内动所致，而多以痰邪作祟最为重要。痰聚气逆，风痰闭阻则痫发；痰降气顺则暂归休止。

对于该证的治疗，现代一般多从痰火扰神、血虚风动、风痰闭窍、痰瘀阻络、脾肾两虚等方面考虑，但是风疾作祟的原因似更大一些。就此我们需要讨论的是"风疾作乱，因从何来"。《内经》"病机十九条"指出，"诸风掉眩，皆属于肝""诸暴强直，皆属于风"，朱进忠先生提出的疑难病症从肝论治的观点，是有其深刻的内涵的。所谓难病、怪病的辨证思路，并不是靠似是而非的一般论断，而是要从其本质上理清思路，从小处入手，从大处着眼，不要被复杂的问题弄糊涂了，更不能简单地臆断是某某证候。

[**病案举例**]

任某，男，38岁，2002年6月诊。

患癫痫病二十余年，初起发病时，每年发三、四次，后用多种西药而基本控制。今年以来因和家人生气而致发作，每隔一周左右发作一次，加大服用西药剂量也不能得到控制。后经人介绍，转用中医治疗。诊时，于昨日刚刚发作，发作时惊叫，四肢抽搐，口吐涎沫，恶心而胃脘部疼痛。患者自述胸满而烦，眠差而梦多，大便不爽，色青，舌苔黄，脉弦滑。此系肝气郁结，痰火扰胃。

处方：柴胡15克，法半夏30克，黄芩10克，党参10克，甘草6克，干姜4克，茯苓10克，桂枝10克，大黄6克，黄连5克，瓜蒌15克，大枣5枚，夜交藤30克，龙骨30克，牡蛎30克。

服五剂而神清志爽，一泄如注，睡眠也得到了改善，又服两月而愈。

按：怪病多风疾，而风从何来？杂病总是痰，而痰从何出？风痰是辨证的首要问题。本患者风火夹痰而上扰心神，致使神昏而厥，口吐涎沫，所以在治疗上选了柴胡加龙骨牡蛎汤合小陷胸汤，涤痰而息风宁神，取得佳效。

2. 柴胡加龙骨牡蛎汤治疗便秘

中医理论认为肾主二便，肝肾同源，母子相连，故便秘一病的治疗，可从肝肾互为影响的角度考虑，这在临床实践中已经得到很好的佐证。

[**病案举例**]

杨某，女，56岁，2006年8月诊。

患者自述便秘已有近三十年的病史，最长时间不排便可达二十余天。其间曾服用多种药物治疗，但总是开始有效，越用越便秘，一直迁延至今。诊时，患者有近十天不解大便，眠差而梦多，心烦易怒，胃纳可，余无不适。舌淡白而略暗，脉弦滑。此系肝郁气滞而导致肾气不足。

处方：柴胡10克，法半夏10克，黄芩10克，党参10克，甘草10克，牡蛎15克，龙骨15克，桂枝10克，茯苓12克，生姜3片，大枣7枚，大黄5克，茯神30克。

方用三剂，首剂服完后即解大便，身无不适，稍感乏力。再剂而大便基本正常。后又用八剂，服全鹿丸半年余，始愈。

按：肾气充足，气化正常，二便通利，开合有度，肾气的气化功能调控着二便的开合功能。肝肾同源，母子相连，长期的肝气郁结，必定会导致肾气的损害。故在辨证中需要细心体察，举一反三，抓住主要矛盾。

3. 柴胡加龙骨牡蛎汤治疗阳痿

阳痿一病，临床常常分为元阳不足、心脾两虚、惊恐伤肾、湿热下注等证候。在关于阳痿一证的治疗上，恩师朱进忠先生在其一生的临床探索中，发现历代医家的论述并不能完善地解决临床中的实际问题，又提出了肝气郁结、胆气不足、肺阴虚等证型；指出郁证中除了火郁，还有湿郁、寒郁、血郁、痰郁等证，并取得了较好的临床效果，实开医家新的法门。故此就阳痿一论，笔者作为学生，有义务转述恩师的观点。

清·华岫云在《临证指南医案》按语中指出："有色欲伤及肝肾而致者，先生立法，非峻补真元不可，盖因阳气既伤，真阴必损，若纯乎刚热燥涩之补，必有偏胜之害，每兼血肉温润之品缓调之。亦有因恐惧而得者，盖恐则伤肾，恐则气下，治宜固肾，稍佐升阳。有因思虑烦劳而成者，则心脾肾兼治。有郁损生阳者，必从胆治，盖经云凡十一脏皆取决于胆，又云少阳为枢，若得胆气舒展，何郁之有？更有湿热为患者，宗筋必弛纵而不坚举，治用苦味坚阴，淡渗去湿，湿去热清则病退矣，又有阳明虚，则宗筋纵，盖胃为水谷之海，纳食不旺，精气必虚，况男子外肾，其名为势，若谷气不充，欲求其势之雄壮坚举，不亦难乎？治唯有通补阳明而已。"该论多次为恩师所引用，对于真阳受损、心脾不及、惊恐伤肾、湿热下注等的立论并无甚新意，但"少阳为枢，若得胆气舒展，何郁之有"的论断，不失为该证本质性的观点。谷气不充，胃气不旺，其势必衰，也颇见新义。但就其辨证论治，朱老认为首先辨明有火无火，阳痿兼见面色苍白，畏寒肢冷，舌淡苔白，脉沉细者，是为无火；而阳痿兼见烦躁易怒，小便黄赤，苔黄腻，脉濡数或弦数者，是为有火。其次是分清脏腑虚实，由于恣情纵欲、思虑、忧郁、惊恐所伤者，多为脾肾亏虚，命门火衰，属于虚证；由于肝郁化火，湿热下注，宗筋弛纵者，属于实证。

还需要指出的是，自古以来，肾虚之说被历代医家所重视，甚至有的医者认为补肾阳的药物是治疗阳痿病的专药，一些医生在临床中一见患者讲是阳痿病，即以鹿茸、肉苁蓉、杜仲、锁阳、阳起石、驴肾、海狗肾等所谓的补肾良药治之。拘泥一说，乱用温补，致使该证不能愈而又生他变，就是医家之失了。

[病案举例]

田某，男，35岁，2008年7月诊。

自述阳痿10年，于结婚后精神不畅，经常生气而逐渐阳事不举。前医云肾气不足，用鹿茸、狗宝、金匮肾气丸、鹿鞭丸等多种壮阳药而于事无补。细察其寡言少语，对任何事情都提不起兴趣，精神紧张，多疑而善变，心烦易怒，眠少而梦多，大便干稀不调，小便热痛，头晕不适，舌黄而淡白，脉弦而大。诊为肝郁化火，气阳两虚，乃拟柴胡加龙骨牡蛎汤加减治之。

处方：柴胡10克，半夏10克，黄芩10克，人参10克，甘草6克，龙齿24克，牡蛎24克，茯苓12克，桂枝12克，干姜10克，大黄6克，大枣7枚，夜交藤30克，白蒺藜30克。

上方服用四剂，其眠好而头晕已退，阳具有早勃之象。嘱其禁房事一周后再行，又用药七剂，其症愈。

按：阳痿一证，虚证多而实证少，实证易治而虚证难愈。虚证之中又以下焦元阳不足之阳痿为多，治法上大多以温补肾阳兼用填精之品。朱公进忠先生创造性地提出了一切疑难病症"从肝论治"的原则，为患者们带来了生命的春天。当前真正肾阳不足的患者极为少见，而肝气郁结致肾气不足的患者倒屡屡皆是。所以对该病的辨证，首先应当建立在情、欲、气的基础上，而此三者又大多与肝所主有关，故此调补肝肾才是实践之大法。

4. 柴胡加龙骨牡蛎汤治疗不寐

[病案举例]

梁某，男，45岁，2009年10月诊。

患者失眠近五年，曾被诊为精神衰弱，长期服用地西泮等药物，但近来使用地西泮等药物也不能入睡。询其因，自诉在市政府工作，喜夜间写材料，为提神常常饮用浓茶、咖啡等饮料，习惯而然，以致入夜则兴奋不得眠。头昏脑涨，精神不振，双目肿胀，舌红而黄腻，脉象弦滑。正是上火下寒之证，而肝木不能条达所致。

处方：柴胡10克，半夏10克，黄芩10克，西洋参10克，甘草6克，龙齿30克，牡蛎30克，肉桂6克，茯苓10克，黄连6克，夜交藤30克，珍珠母40克，生姜3片，大枣7枚，大黄4克。

上方用四剂，便安然入睡，续服十剂，从此不寐治愈。

5. 柴胡加龙骨牡蛎汤治疗绝经前后诸症

中医认为妇女到了七七之年，肾气渐衰，冲任亏损，精血不足，出现肾阴虚或肾阳虚的证候，导致绝经前后出现月经紊乱、情志异常、汗出烘热等一系列的症状。

[病案举例]

田某，女，49 岁，2009 年 8 月诊。

患者近几个月来自觉咽中有异物梗阻，心中烦乱，遇事急躁易怒，哭笑无常。觉有一股气上窜，窜至胃，则胃脘部不适，恶心欲吐；窜至心胸，即心悸不宁，胸中烦乱；窜至咽喉，则感咽喉窒塞不通；窜至头面，觉面目烘热，头晕头涨，全身汗出。失眠多梦，乳房胀痛，月经不定期，多言易怒，口苦，咽干，目眩，大便干燥，被多家医院诊为"更年期综合征"。舌红而苔黄，脉象弦细滑。系肝郁化火，气阴两虚之证。

处方：柴胡 10 克，半夏 10 克，黄芩 10 克，西洋参 10 克，甘草 6 克，龙齿 30 克，牡蛎 30 克，茯苓 15 克，肉桂 6 克，麦冬 10 克，大黄 6 克，浮小麦 30 克，夜交藤 30 克。

上方用六剂，方用一剂，大便即通，心烦热明显减轻；再用三剂，基本上可以安然入睡。服完后再进十剂，余症渐解，又用七剂而后愈。

6. 柴胡加龙骨牡蛎汤治疗颈椎病

颈椎病是中老年人的常见病、多发病，它是以颈椎疼痛、麻木或眩晕，甚至瘫痪等为主要症状的一组症候群，属于中医学痹证的范畴。

对于我们中医而言，颈椎病似乎是一个全新的课题，有医生武断地认为是什么风寒湿证、气滞血瘀证、痰湿阻络证等，提出了相应的对策方论，但忽略了中医辨证论治的观点，收效甚微。许多中医学者也认为颈椎病多是伴生着腰椎病的，肝肾不足，腰杆子是硬不起来的，况且肝主筋，肾主骨，肝肾二脏的亏虚是该证发生的根本所在。本人认为，肝气郁滞才是导致肝肾亏虚的主要原因。根据此论，在临床实践中也取得了比较理想的疗效。

[病案举例]

原某，男，47 岁，2009 年 10 月诊。

患者手足麻木，头晕头痛五年多，被多家医院诊为颈椎骨质增生，先后用牵引、按摩、针灸治疗，但疗效不佳，又服中药活血、祛瘀、化痰、化湿之类的组合方，也不见好转。故延余施治。诊时头晕而重，上肢麻木，生活都很受影响。心烦易急，眠差而梦多，双胛部按之麻并痛不能忍，口干咽干，口苦，大便干燥或稀黏，舌淡白，脉弦紧。认为是肝气郁滞，寒湿阻络，三焦不畅之证。故选方柴胡加龙骨牡蛎汤加减治疗。

处方：柴胡 10 克，半夏 10 克，黄芩 10 克，西洋参 10 克，甘草 6 克，龙骨 30 克，牡蛎 30 克，茯苓 10 克，桂枝 12 克，熟大黄 4 克，夜交藤 30 克，金毛狗脊 30 克，大枣 3 枚。

上方用五剂，头晕、背痛、手麻已有明显的好转，效不更方，又用上药 30 剂而后愈。

7. 柴胡加龙骨牡蛎汤治疗抑郁症

[**病案举例**]

薛某，女，28 岁，2010 年 7 月诊。

患者因高考失利，感到心里有压抑感，欲哭无泪，悲观绝望，度日如年，生不如死，觉得活着没有什么意思，有自杀的倾向。诊时眠差而梦多，神疲乏力，口中异味，心烦易怒，大便干燥，舌红而黄腻，脉象弦滑。

处方：柴胡 10 克，法半夏 10 克，黄芩 10 克，党参 10 克，甘草 6 克，龙齿 30 克，牡蛎 30 克，桂枝 10 克，茯苓 10 克，大黄 6 克，干姜 4 克，琥珀 1 克（冲服），朱砂 0.3 克（冲服），珍珠母 40 克，夜交藤 30 克。

上方用五剂，睡眠明显改善，交谈中言语也多起来。又用上方加减治疗 3 个月，而后愈。

按：肝喜条达，一旦郁结，则各种病症都纷沓而至。尤其是在青春期的年轻人，心理素质较差，郁则不能自拔，女孩子更多一些，皆肝郁肝气病。从肝论治是治疗一切疑难病症的大法，抑郁症因气致郁，肝风内动，累及神明，致使心神蒙蔽，悲观绝望而欲放弃生命。柴胡加龙骨牡蛎汤上可疏散肝风所化之火，下可温化肾水，既可升木，又能化阴，是治疗抑郁症不可多得的一张良方。

8. 柴胡加龙骨牡蛎汤治疗心悸

[**病案举例**]

田某，男，37 岁，2012 年 3 月诊。

患者近一段时间自觉胸闷短气，胸部常觉隐隐作痛。其中有一次酒后心慌欲死，但做心电图检查未见明显异常。该患者素嗜烟酒，生活极不规律，经常熬夜，饥饱不定，体型较胖。近日，在闲坐无人时常常感到心中惊惕不安，查其头晕而重，胸闷不适，常常短气乏力，大便干燥，眠差而梦多，舌淡而略黄腻，脉象弦滑。朱老曾云：脉弦者肝脉也，滑者即痰热互结也。系肝郁克脾，热扰心神之证。

处方：柴胡 10 克，半夏 10 克，黄芩 10 克，西洋参 10 克，甘草 6 克，龙骨 15 克，牡蛎 15 克，桂枝 10 克，茯苓 12 克，干姜 4 克，大黄 6 克，大枣 5 枚，夜交藤 30 克，远志 10 克，石菖蒲 10 克。

上方用六剂，诸症皆愈。

一〇、五苓散

五苓散为通阳化气行水之方，古今临床应用较多。对于其命名，左季云先生认为："苓者，令也，号令之令矣。通行津液，克伐肾邪，专为号令者，苓之功也。五苓之中，茯苓为主，故曰五苓散。"且不论此说可靠与否，仲景公作此方时，是何种心境，只能凭己心去察尔。

《古今名医方论》中赵羽皇认为，"人身之水有二：一为真水，一为客水。真水者，即天乙之所生；客水者，即食饮之所溢。故真水惟欲其升，客水惟欲其降。若真水不升，则水火不交而为消渴；客水不降，则水土相混而为肿满……中州不运，则阴水泛流……故方用白术以培土，土旺而阴水有制也；茯苓以益金，金清而通调水道也；桂味辛热，且达下焦，味辛则能化气，性热专主流通，州都温暖，寒水自行；再以泽泻、猪苓之淡渗者佐之，禹功可奏也。先哲有曰：水之得以安流者，土为之堤防也，得以长流者，火为之蒸动也。"先生从五行学说的生克制化论述五苓散，也是我们学习领会的重要途径。

柯琴认为："水者肾所司也，泽泻味咸入肾，而培水之本；猪苓黑色入肾，以利水之用；白术味甘归脾，制水之逆流；茯苓色白入肺，清水之源委，而水气顺矣。然表里之邪，谅不因水利而顿解，故必少加桂枝，多饮暖水，使水津四布，上滋心肺，处达皮毛，漐漐汗出，表里寒热两除也。"这是先生从脏象学的观点出发，以泽泻为君的论述。

王晋三在《绛雪园古方选注》中曰："苓，臣药也。二苓相辅，则五者之中，可为君药矣，故曰五苓。猪苓、泽泻相须，藉泽泻之咸以润下；茯苓、白术相须，藉白术之燥以升精，脾精升则湿热散，而小便利，即东垣欲降先升之理也。然欲小便利，又难越膀胱一腑，故以肉桂热因热用，内通阳道，使太阳里水引而竭之，当知是汤专治留着之水，渗于肌肉而为肿满，若水肿与足太阳无涉者，又非对证之方。"此论以二苓为君，是因其有白术、泽泻相须之力。但是"苓，臣药也"，首先是命题错误，用茯苓为君者比比皆是，但是"欲降先升"的道理很值得在临床实践中借鉴。

对于该方是以茯苓为主，还是以白术为君、泽泻为君、二苓为君者，说法不一。但是根据仲景公所处的年代，其理论的指导应以《内经》为思想源泉，故可以用《内经》中的理论为基础去研究其理论方法。左季云先生是临床大家，在其遗著《伤寒论类方汇参》中认为："茯苓味甘淡，猪苓味甘平，甘虽甘也，终归甘淡。《内经》曰：淡味渗泄为阳。利大便曰攻下，利小便曰渗泄。水饮内蓄，须当渗泄之，必以甘淡为主。是以茯苓为君，猪苓为臣。白术味甘温，脾恶湿，水饮内蓄，则脾气不治，益脾胜湿，必以甘为助，故以白术为佐。泽泻味咸寒，《内经》曰：咸味下泄为阴，泄饮导溺，必以咸为助，故以泽泻为使。桂枝辛热，肾恶燥，水蓄不行，则肾气燥。《内经》曰：肾恶燥，急食辛以润之。散湿润燥，可以桂枝为使。又用桂枝为主，导心火于水，以化气，白术升津，茯苓利水，为利水升津除热之妙剂。"对于该论，笔者认为更接近于仲景公的制方思想，对于指导临床更为有效。

五苓散是仲景公留给人类的宝贵财富。在现代临床中更是广泛用于心脏病、慢性肾炎、前列腺炎、青光眼、哮喘、遗尿等许多的疑难杂症的治疗。

《内经》曰："膀胱者，州都之官，津液藏焉，气化则能出矣。"又曰："诸湿肿满，皆属于脾。"而于太阳里证之蓄水证，皆因太阳表邪未解，而内传太阳膀胱之腑。仲景公在第71条中是这样论述该证的：太阳病，发汗后，大汗出，胃中干，烦躁不得眠，欲得饮水者，少少与饮之，令胃气和则愈。若脉浮，小便不利，微热消渴者，五苓散主之。

该方的组成：茯苓十八铢，猪苓十八铢，泽泻一两六铢，白术十八铢，桂枝半两，去皮。

如果按每两等于二十四铢，而以铢易克为单位计算，那么相应的是：

茯苓18克，猪苓18克，泽泻30克，白术18克，桂枝12克。

而"服方寸匕"是多少，无从考证，全方用克来计算，一共是96克，以每服3克为标准，在使用上应当是实用可行的。至于服法，仲景公明确指出，"以白饮和服方寸匕""多饮暖水"。该方剂在现代临床中多以汤剂为主，但是陈瑞春先生经过多年的临床比较，认为散剂的疗效明显优于汤剂，况且用汤剂对药物的浪费也较大。制成散剂，使用方便，疗效又佳，何不为之？

本方为通阳化气行水而设，在现代临床中运用则更加广泛，几乎涉及各个系统。第一，本方具化气行水和解表的双重功能，故水气不行兼有风寒在表者，风寒表证而兼小便不利，发热恶寒，吐泻等，均可用之。其二，虽然该方功能重在化气行水，然多是健脾化湿之品，故中焦湿盛，升降反常甚或累及下焦诸病，亦可用之。泌尿、生殖系统疾病多有运用，如肾炎水肿、尿崩症、尿潴留、泌尿系感染等。其三，下焦气化失司，水气内停，冲逆于上，清阳不振者，以本方通阳化气行水，实为得当之法。头痛、眩晕等症，以及五官科、眼科疾病，如梅尼埃病、眼睑非炎症性水肿、球结膜淋巴液潴留、青光眼、视网膜水肿等辨证运用，可获良效。

1. 五苓散治疗热淋

热淋，以起病急、尿频、尿急、尿道灼热疼痛、尿黄为主要表现。对于西医而言常指急慢性泌尿系感染。

热淋的病机主要为湿热之邪蕴结下焦，导致膀胱气化不利。《诸病源候论》谓："热淋者三焦有热，气搏于肾，流入于胞而成淋也，其状小便赤涩。"湿热毒邪客于膀胱，气化失司，水道不利，湿热壅塞，气机失宣，故小便难涩；湿热蕴蒸，故尿黄赤。

[病案举例]

孟某，男，20岁，2009年8月诊。

患者因小便淋沥，高热不退一周而诊。自述一周前因酷暑难耐，恣食冷饮，又突淋暴雨，回校后高热不退，隔日后小便淋沥不下，灼热刺痛，尿频，查尿中有红细胞。遂以抗生素点滴治疗，但用药一周，体温仍在38~39℃之间徘徊。邀余诊治，其人口干咽干，但不欲饮水，无头痛、流涕、口苦之症，纳食正常，大便正常，小便频急，但量少而淋沥不尽，灼热疼痛，舌白而厚腻，脉弦而滑。其证明显是膀胱气化不利，湿热壅于下焦，遂以五苓散治之。

处方：泽泻30克，白术18克，猪苓18克，茯苓18克，桂枝6克，肉桂6克。

方用两剂，首剂热去，再剂症除，遂愈。

按：急慢性泌尿系感染是常见病，一般患者因为有炎症，大都选择抗生素治疗，但是有许多会病情反反复复。就如该证输液一周，小便仍灼热刺痛，体温高达 38~39℃，症状并未改变。《素问·经脉别论》中曰："膀胱者，州都之官，津液藏焉，气化则能出矣。"其人口干但不欲饮水，小便频急，量少而淋沥不尽，明显是膀胱气化不利、湿热壅于下焦，遂以五苓散取效。一招致胜，药到病除。我的恩师陈瑞春先生生前曾常常告诫我《伤寒论》上的方子，只要对证，那就放胆用之，这是中医秘方的祖宗。

2. 五苓散治疗前列腺炎

前列腺炎是男性特有的疾病，50 岁以上的成年男性患病率较高，但也影响各阶段的成年男性。占到了泌尿系统疾病男性成年患者的 8%~25%，约有 50% 的男性在一生中会于某个时期受到前列腺炎的困扰。

前列腺炎的临床表现多样化，可以出现会阴、耻骨上区、腹股沟区、生殖器疼痛不适；尿道症状为排尿时有灼热感、尿急、排尿困难，可伴有排尿终末尿血或尿道脓性分泌物；急性感染可伴有恶寒、发热乏力等全身症状。对于中医而言，前列腺炎属于中医学"热淋"的范畴，其伴发的恶寒、发热、乏力、尿频、尿急、排尿困难等一系列症状，也都符合太阳膀胱经湿热下注，膀胱气化不利的证候。

[**病案举例**]

傅某，男，78 岁，2008 年 9 月诊。

患者自述小便淋沥疼痛 3 个月，时尿急，经常性尿裤子，盆腔、生殖器疼痛。被多家医院诊为前列腺炎，但疗效不佳。诊时患者觉口干而饮水不多，体乏而倦怠，胃纳可，大便正常，舌淡白而略干，脉滑而略数。诊为湿热下注，膀胱气化不利。

处方：泽泻 60 克，白术 36 克，茯苓 36 克，猪苓 36 克，肉桂 24 克。

上方打粉，嘱每次 5 克，白开水送服，每日服用 2 次。上药用两周后其症状已基本消除，又用一剂打粉，用后经西医诊查，基本痊愈。

按：恩师陈瑞春先生在世时讲，五苓散的散剂疗效明显优于五苓散汤剂。但具体是什么原因暂时搞不清楚。需要说明的是，五苓散剂治疗中老年前列腺炎，疗效是十分可靠的。但是由于五苓散伐水、克水，容易引起口干舌燥，所以在使用时一定要多饮暖水，而治疗时一定要注意中病即止，切不可矫枉过正。

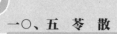
3. 五苓散治疗黄疸

黄疸，以目黄、尿黄、面黄、身黄为主要症状，尤以目睛黄染为重要特征，一般先从目黄开始，继则遍及全身。历代医家对此证极为重视，经过无数先者的研究，从不同的角度将该证称之为"酒疸""女劳疸""黑疸""阳黄""急黄""瘟疸"等名称。从不同的角度对该证进行了研究，并在临床中给后人留下了宝贵的经验。

现代中医认为，该证是感受湿热病邪，阻滞肝胆，气机受阻，疏泄失常，胆汁外溢所致，病变的部位主要在肝胆脾胃。对于该证的诊断，"目黄"是区分是否发黄的要点。《杂病源流犀烛·诸疸源流》曰："经言目黄者曰黄疸，以目为宗脉所聚，诸经之热上熏于目，故目黄可稔知为黄疸也。"古今对黄疸分类较多，但总以黄色鲜明者为阳黄，黄色晦黯不泽者为阴黄，故湿热发黄、瘟毒发黄多属阳黄，寒湿发黄、瘀血发黄多属阴黄。

[病案举例]

司马某，男，35岁，2011年7月诊。

患者生活无节制，好饮酒，经查患有脂肪肝。外出游玩，淋雨而着凉，遂出现目黄、尿黄、身黄等症状。经查黄疸指数90单位，转氨酶550单位。精神倦怠，面色黄，胃纳呆，眠差而梦多，大便溏泄，每日二三次，舌白而干腻，脉弦而略滑。

处方： 茵陈30克，茯苓15克，泽泻15克，白术15克，猪苓10克，桂枝10克。

方用五剂，用药后其症减，又继服一个月，化验各项指标均正常。

按： 伤寒大师刘渡舟先生常用本方治疗慢性病毒性肝炎、黄疸型肝炎、肝硬化等病证。在临床辨治上刘老强调几点：

（1）辨虚实缓急：邪盛以祛邪为主，其祛邪之法，当因势利导，或从二便利之，或以肌表汗之；正虚以扶正为主，湿热伤阴者，滋阴以清湿热；寒湿伤阳者，温阳以利水湿。

（2）辨先后始终：初起邪盛正不虚者，祛邪即所以扶正；中期正邪交争，祛邪兼以扶正；后期正不胜邪者，则扶正以祛邪。

（3）注意疏肝解郁：黄疸无论其属阳、属阴，总由肝气疏泄不利，胆汁外溢使然，故无论何型黄疸，均应疏肝助枢为要。

（4）谨察病机，预防转化：湿热之邪郁遏日久，或过用寒凉之药，可使阳黄转化为阴黄，而出现肝脏坏死之局面。对寒热夹杂，虚实混淆、阴阳错综之证，要随机应变，具有一分为二的思想。

以上均为引用刘老对该病证的辨证思想，目前从可查到的资料上来看，还没哪家的理论如刘老认识的深刻。黄疸是一种危害极大的病症，所以对该病症的诊疗一定要细之又细，不放过任何细节，细节就是该病证的关键。

4. 五苓散治疗风湿性心脏病

风湿性心脏病是一种严重危害健康的疾病。西医认为属于自身免疫性疾病，多发于冬春季节、寒湿环境下，初发多为青壮年。

本病病因到目前为止，尚未得到明确的结论。《金匮要略·痰饮咳嗽病脉证并治》中认为："水在心，心下坚筑，短气，恶水，不欲饮。""水在肾，心下悸。"在临床中，表现为心悸、气短、胸闷、形寒肢冷、舌质淡苔白、脉沉等特点，多因脾肾阳虚，不能蒸发水液，停聚为饮，上凌于心所致。《内经》曰："饮入于胃，游溢精气，上输于脾；脾气散精，上归于肺，通调水道，下输膀胱，水精四布，五经并行。"而水为阴，其代谢过程必须经过肺、脾、肾三脏气化功能，其中尤以肾气为关键，肾失开合，不能化气行水，则可能水湿内停发生水气凌心之证。《类证治裁》指出："痰饮皆津液所化……若夫肾阳虚，火不制水，水泛为痰，为饮逆上攻。"在中医理论中，脾肾阳虚、气化不利是水气凌心的主要根源。

[病案举例]

尉某，女，43 岁，2011 年 4 月诊。

患者患有风湿性关节炎多年，近日因外出而感冒，突然感到心慌心悸，呼吸困难，咳嗽吐痰，痰白而亮，泡沫多，全身关节疼痛。经某医院诊查为风湿性心脏病。治疗一周，患者不得平卧，动则头晕目眩，小便短少而不欲饮水，大便干燥，身肿，舌淡白而水滑，脉沉而缓。

处方：猪苓 15 克，茯苓 30 克，泽泻 15 克，白术 20 克，桂枝 10 克，肉桂 6 克，人参 10 克，附子 10 克，射干 10 克，连翘 15 克。

方用五剂，咳嗽吐痰、呼吸困难明显减轻，小便也自利，后又去附子、射干、连翘，方用 20 剂，其病基本稳定。

按：水气凌心一证，多因心阳虚而水饮上泛所致，再加上肾阳不振，下焦水寒无所制伏，形成水邪上泛。故仲景公有"水在肾，心下悸"之说。水无从治，首先应考虑到五苓散的气化功能，茯苓淡渗，佐白术之燥湿健脾，用附子、人参扶阳助气，则可以使寒尽而水去。故恩师陈瑞春先生曾赋诗："春风习习不送暖，阴雨霏霏湿意长，但得五苓玄关在，附子人参能不暖。"

5. 五苓散治疗小儿遗尿

小儿遗尿是指 5 岁以上的儿童，不能自主控制排尿，经常入睡后小便自遗。该证虽多见于儿童，但二三十岁的成年人也不乏其例。而由于意识障碍引起该证，不属本证的讨论范围。

对于遗尿一证，膀胱失约是基本病机，这已经是各代医家所达成的共识，但多数人本着《灵枢·本输》"虚则遗溺，遗溺则补之"的古训，认为是肾气不足、脾肺气虚、肝经湿热、肾阳不足、肾阴不足、脾虚气陷等证。我不知道论述该观点的医者们在临床中，是否根据这一理论真正的实践过，是否取得过较好的临床疗效，但是本人运用上述各法，均以失败而告终。曾有一患者坚持用药一年余，但疗效不佳，上述方法用遍而无果。

有幸结识了恩师陈瑞春先生，先生一语道破了天机，"小儿遗尿，动辄以补肾，因小儿为纯阳之体，妄补肾阳肾阴，于病无益，于体有害。为何小儿遗尿不从化气行水求治？因为小便量多，实属膀胱气化不利之证，水湿内停，上蒙心阳，所以小儿夜尿，均有夜梦游玩，而出现尿床。故而用五苓散化气行水，气化则水化，加入温通心阳之节菖蒲、远志，使之离照当空，气机布化正常，则遗尿自止。"陈老用此法治疗 7~28 岁的多例患者，均获得好的疗效。

[病案举例]

李某，女，11 岁，2006 年 7 月诊。

患儿自小遗尿，每晚必尿 1~2 次，且量多。中医、西医均疗效不佳。后其家长无奈，请余施治，用药一年余，想尽各种办法，但疗效不佳，遂放弃治疗。时隔一年后，患儿仍遗尿不止。查发育良好，智力正常，除遗尿外，并无他症。舌苔淡白而略滑，脉弦而略沉。

处方：泽泻 10 克，茯苓 6 克，猪苓 6 克，白术 10 克，桂枝 6 克，远志6 克，节菖蒲 6 克。

方用三剂，服上药一剂后，患儿当晚已能自行解小便，未尿床，三剂后基本愈，又用三剂，多年痼疾遂愈。

按：小儿遗尿，大多数中医大夫都知道是膀胱气化不利，也大都能意识到五苓散是该证的主方。但是在临床中，无论散剂还是汤剂，疗效大都显得一般。实因为恰恰忘了水湿内停，其气必上蒙于心阳的关键细节，故而用五苓散化气行水，气化则水化，加入温通心阳之节菖蒲、远志，使离照当空，气机布化正常，则遗尿自止。故温通心阳才是治疗该顽症的关键所在。

6. 五苓散治疗小便失禁

小便失禁是指在意识清楚的情况下，小便失去控制而自行排出，小便频数难以自制也属于小便失禁的范畴。本证与遗尿不同，通常认为遗尿是指在正常睡眠时小便不知不觉地自行排出。

在中医学科中该证大体上分为肾气虚寒、肺脾气虚、膀胱蓄热、肾阴不足等证候。肾气虚寒大多是久病伤阳，而导致命门火衰，气化无权，而失去制约；肺脾气虚多因肺气虚损而失治节，加之脾虚气陷，膀胱气化失常所致；膀胱蓄热多因湿热外邪入里，或嗜食辛热肥甘等酿成湿热下注，致膀胱气化失司，约束不利；肾阴不足是由于阴虚而生内热，虚热内扰，膀胱失约。总之小便失禁的大致原因，都是因寒、热、虚、实等不同因素而导致膀胱的气化失常、制约无度。所以可以得出这样的结论，小便失禁一证，无论是寒、热、虚、实，都应该以五苓散为主方，根据不同的症状而加减治疗。从这一点上也可以体现出"以方统证"的辨证思路，对于仲景公的方证理论如何应用，是否可以作为探索的思路，还有待于诸家商榷。

[病案举例]

阴某，男，18岁，2008年4月诊。

患者因在学校被老师罚站，憋尿后小便自遗。自此后一遇情绪紧张便自遗，因此不能上学而居家中。父母多方求医问药，但大都无果。诊时该患者情绪忧郁，精神恍惚，胃纳一般，遇到惊恐时便自溺于裤中。舌淡而白，苔白而略腻，脉滑而沉。诊为惊恐而伤肝肾，致使膀胱制约无权。遂用五苓散加减而治之。

处方：茯苓15克，白术15克，猪苓10克，泽泻10克，肉桂10克，益智仁10克，芡实20克，附子6克，干姜3克。

方用五剂，服药后，其父有意识地惊吓患者，但已无小便失禁，后又用柴胡加龙骨牡蛎汤加减治疗一个月，随访一年余，病未复发。

一一、当归芍药散

当归芍药散源自仲景公，《金匮要略·妇人妊娠病脉证并治》："妇人怀娠，腹中疗痛，当归芍药散主之"，《金匮要略·妇人杂病脉证并治》："妇人腹中诸疾痛，当归芍药散主之"。前者为妇人怀娠腹痛，后者为妇人腹中诸疾痛，皆用当归芍药散而治之。在现代更是广泛应用于妇女功能性水肿、慢性盆腔炎、功能性子宫出血、痛经、妊娠阑尾炎以及慢性肾炎、肝硬化腹水等诸多脾虚肝郁的病症中。

由于该方多奇效，所以被历代的医家所重视。后世认为《太平惠民和剂局方》中逍遥散以此作为蓝本，引用该方也是基于该方的奇特疗效。在《三因方》中更是称道该方，认为妇人常服可以通畅血脉，消疾养胃，明目生津，可见其不失为妇人的一张保健良方。后世妇科大师傅山得其精髓，创成治疗带下病的完带汤，独擅补脾渗湿之功。

在该方中仲景公用白芍1斤，数倍于他药是因其具有养血柔肝、缓急止痛之功，佐以当归补血活血，调经止痛，二药相合，使得养肝血、止痛之功倍增，二药合力又成为一体，加川芎活血定痛，白术、茯苓、泽泻健脾利湿，使肝血足气机调，脾运健湿邪除，肝脾调和，形成了一个绝妙的团队力量，也充分体现了中医的整体观念，这种观念是先贤们智慧的整合，绝不可用单打一的观点去理解。

该方的组成颇为奇特，当归、芍药、茯苓、泽泻、白术、川芎，可以讲哪一味药不是仲景公的至爱？分别出现在诸多方剂之中，而仲景公用这些药组成该方治疗妇女诸疾痛的深刻含义是什么？这是今天作为后辈必须思考的问题。

仲景公用 1 斤芍药的方子不多，小建中汤中不过只用 6 两，足以定痛，而在该方中当归仅为 3 两，数倍余当归，几乎占了全方的三分之一还多，与逍遥散中仅用 1 两的差别不可谓不大。但通过我们对该方理论的探讨，经过临床的验证，我们在临床上是否不必拘泥于该方中特定计量的应用方式，而是给我们以更多的启示，临证时"随证治之"，这一观点是否可以作为仲景公真正的精神所在，本人在此提示，可与诸位同仁商榷之。

由于该方奇而效，本人在临床中对于椎间盘突出症、胃癌出血、消化道溃疡、股骨头坏死、面部蝴蝶斑等病症进行加减治疗，取得了惊人的疗效，故介绍给诸同仁，以供参考。

1. 当归芍药散治疗胃癌术后出血

[病案举例]

张某，男，57 岁，2011 年 9 月诊。

患者被某医院诊为胃癌，后经过手术治疗，术后化疗七八次后由于白细胞下降至不足 2×10^9/L 而停止化疗。经本人用中药治疗一周后，白细胞增加至 5×10^9/L，某院认为可以继续化疗了，经治疗又引起胃出血，多方专家会诊，各种办法用遍，但出血未能止住。患者家属无奈之下求治于中医。诊时患者面色萎黄，唇白瘀暗，二目无神，语言有气无力。呕出物色如咖啡，大便呈柏油色，舌淡白而齿痕明显，脉细滑而无力。认为是气血两虚，气不摄血。

处方：当归 6 克，芍药 6 克，白术 10 克，茯苓 10 克，泽泻 10 克，川芎 6 克，丹参 30 克，檀香 10 克，降香 10 克，砂仁 10 克，黄芪 15 克，茜草 10 克，冬瓜子 10 克，柴胡 10 克。

方用两剂，一剂后便色基本已淡，再剂后色黑已明显减弱。又用上方四剂，出血已止。后用小柴胡汤合四君子汤治疗近一周，食欲精神好转。经查血红蛋白已增至 50g/L。后又用藿香正气散、清暑益气汤、柴苓温胆汤等治疗，至今仍然未有太过不适的反应。

按：此例患者术后已近两年，仍然健在。但是中药又是通过怎样的手段止血呢？《难经·四十二难》："（脾）主裹血，温五脏。"脾主中焦，化气生血，血行脉中，由气摄之，脾气虚则化气生血之功下降，故其统摄无权，出血不止。血证多因脾气虚，醒脾比补气更重要，而木能克土，疏肝柔肝又利脾气，而出血又多有瘀，疏通也十分的重要，故此止血不能光靠堵，源头才是关键。

2. 当归芍药散治疗腰椎间盘突出症

解剖学认为腰椎间盘相当于一个微动关节，是由透明软骨板、纤维环和髓核组成，分布在腰椎骨间。腰椎间盘退行性改变或外伤导致纤维环破裂，髓核从破裂处脱出，压迫腰椎神经，从而出现腰腿放射性疼痛。重症患者可以因此丧失劳动力，带来残疾。

鄙人根据临床实践的结果，从中医学理论的角度提出如下观点：

（1）认为腰椎间盘突出症是由于肝郁血虚，血不养筋而引起的，外部环境和外力作用只是诱出的偶然性因素。

（2）认为风、寒、湿是导致其发生的必然条件。

（3）认为肝郁而子病及母，造成肾气不足，使肾主骨的功能下降是引起该症的必然因素。

所以基于以上论点，可以明确提出腰椎间盘突出症在临床上应该以内科汤剂治疗为主。不主张用物理特性牵引、按摩、外敷、手术等方法治疗，其结果往往是轻者可以暂缓其症，重者无济于症。

[病案举例]

冯某，男，67岁，2010年8月诊。

患者经年腰腿疼痛，CT检查：$T_{9\sim12}$、$L_{1\sim6}$以及骶椎椎间盘或膨突或突出。诊时患者腰痛已多年，近期双下肢麻木、活动受限，斜肩，昼夜转侧难安。舌淡白，脉弦而细。

处方：柴胡10克，茯苓15克，白术30克，当归10克，白芍30克，川芎10克，枸杞15克，沙参15克，肉苁蓉20克，锁阳10克，补骨脂10克。

方用六剂，用上方后患者双下肢麻木已消失，腰腿部疼痛也基本痊愈，行走时已无太大障碍，又用上方调整用药治疗月余，经CT复查，突出的腰椎间盘基本痊愈，随访至今，其状态良好。

按：恩师陈瑞春先生讲："当归芍药散由当归、芍药、茯苓、泽泻、川芎、白术组成。本方6味药可分为2组，一是当归、芍药、川芎为血分药，有和血舒肝的功用；一是茯苓、白术、泽泻为气分药，有健脾运湿的功用。全方共奏养血活血，健脾行水的功效。"腰椎间盘突出症是由于肝郁血虚，血不养筋而引起的。而该方既可和血疏肝，又能健脾运湿，故在临床实践中发挥出了惊人的疗效，所以对于该证还是应当踏踏实实地从中医理论的角度去认真分析，切不可无的放矢。

3. 当归芍药散治疗股骨头坏死

股骨头坏死是一种常见的骨关节病。由于股骨头坏死的病因多种多样，目前知道的原因有 60 多种，比较复杂，这与发病机制不清有关。但是可以达成共识的是，其病理上是先破坏股骨头邻近关节面组织的血液供应，进而造成坏死。其主要症状，从间断性疼痛逐渐发展到持续性疼痛，再由疼痛引发肌肉痉挛、关节活动受限，最后造成严重致残而跛行。中医认为气血失衡是发生该病的主要原因。由于股骨头坏死是西医病名，而其发病原因尚不明确，故此没有合适的名称给其加注，随证治之是其关键。

现代医学认为股骨头坏死的治疗手段是手术，但总体来看手术疗法因其痛苦大、费用高、恢复时间长、局限性广、远期疗效不能尽善尽美而不被广大患者所接受。近年来有中医治疗该病的报道，大体上是从气滞血瘀、风寒湿痹、痰湿、气血虚弱、肝肾不足诸多方面来分析治疗，但临床疗效多不尽如人意。当归芍药散是调肝理脾治血的效方，故我在临床上多用之。

[病案举例]

杨某，男，77 岁，2009 年 8 月诊。

患者因患哮喘病 30 余年，长期服用激素类和非甾体类的药物，造成骨质疏松病。近期发现髋关节进行性疼痛，站立或行走时加重。某院诊疗为股骨头缺血性坏死。诊时患者起坐行走极为困难，辗转反侧而睡时痛醒，胃纳如常，大小便基本正常，舌淡白，脉弦而细弱。认为是肝郁血虚，邪毒外袭。

处方：当归 15 克，白芍 90 克，川芎 10 克，茯苓 10 克，白术 15 克，泽泻 10 克，黄芪 15 克，防己 10 克，通草 10 克，细辛 3 克，肉桂 3 克。

上方用了三剂而疼痛立止，遂停用其他西药而用中药治疗。上方加减运用 120 余剂，随访至今，患者行走又如常。

4. 当归芍药散治疗子宫内膜炎

子宫内膜炎是妇科常见的疾病，炎症的发展不能有效控制，严重阶段可影响子宫肌层，成为子宫肌炎，而无子宫内膜炎的子宫肌炎是基本上不存在的。但子宫内膜炎所导致的宫颈阻塞，可致炎性分泌物的排出不畅，形成宫腔积脓。所以脓液的排出与引流，对于该症治疗至关重要，故内治与外治相结合是快速取效的关键。

其发病原因主要是细菌感染所引发。临床表现多有大量的脓性、血性或水样的白带，并有臭味，下腹部剧烈疼痛、下坠，腰痛等症状。在治疗上首先要辨别寒热与虚实，属实属热的急当清热解毒、利湿止带，化瘀止痛，以防病势深入；属寒属虚者，当以补气理脾，散寒除湿，化瘀止痛为主。可以选用内服汤药并外用洗液等方法辨证施治。

[病案举例]

王某，女，38岁，2006年11月诊。

患者被多家医院诊为子宫内膜炎，经常会感到下腹隐痛或坠胀不适，腹部疼痛，白带增多、稀水样，并常常伴有血性、脓性分泌物排出，经期延长，舌淡而白，脉弦而沉。

处方：当归10克，白芍30克，白术15克，茯苓15克，泽泻20克，川芎10克，益母草30克，黄芪20克，血余炭5克，龟板30克，萆薢10克，黄柏10克。

上方用六剂，同时外用洗液。服上药后，黄白带突然增多，秽臭而不可闻，腹痛立减，每日早晚用洗液清洁。经治一周后其症状基本消失，又辅以调肝理气之药，至今未患。

按：当归芍药散在《金匮要略》中讲既可治妇人妊娠腹痛，又可治妇人腹中诸病。但凡妇人腹中痛如输卵管肿胀、盆腔炎、宫颈炎、子宫肌瘤均可用当归芍药散作为基础方来治疗。大多数已婚妇女，因为气血不畅，造成气血瘀滞，而导致子宫内膜炎。该方具有养血活血，健脾行水的功效，临床上运用十分广泛，是妇科良方，后世妇科大师傅青主的完带汤，就是以本方为基础方研制而成。但是该病易治易效，也易反复，故此巩固治疗坚持用药一段时间，是十分重要的，务必向患者强调。

5. 当归芍药散治疗子宫肌瘤

子宫肌瘤是一种良性肿瘤，可单发也可多发。在临床上可见月经周期缩短、经量增多、经期延长、不规则阴道出血、下腹部下坠感、白带增多等症状，子宫肌瘤压迫膀胱、尿道或直肠，可以引起尿频、排尿困难、尿潴留或便秘，压迫输尿管时，可以引起输尿管或肾盂积水，压迫盆腔血管及淋巴管，可引起下肢水肿，同时可以导致不孕，也可以引起继发性贫血。

中医认为，气滞血瘀是主要的病因，由于气滞血瘀、郁积成疾，故一则形成有形的肿块；一则形成经血淋漓断续无常。现代医学研究发现，肌瘤组织中的雌激素受体量较正常子宫组织多，提示子宫肌瘤的发生与长期的雌激素过高导致的内分泌失调有关。同时雌激素代谢受高级神经中枢调控，故神经中枢活动对导致本病也可能起很重要的作用。

[病案举例]

温某，女，45 岁，2011 年 8 月诊。

患者以下腹坠胀并伴有淋漓不尽经血为诊。至某院查诊为多发性子宫肌瘤。查时患者自觉腰背疼痛，少腹坠胀，每半个多月月经淋漓不尽，白带多，大便干稀不调，眠差而梦多，胃纳可，舌淡白而有齿痕，脉沉细而涩。

处方：当归 15 克，白芍 24 克，白术 10 克，泽泻 10 克，川芎 10 克，茯苓 12 克，益母草 30 克，黄芪 15 克，蒲黄 10 克，三棱 6 克，莪术 6 克，木香 10 克，守宫 10 克。

患者服上方 30 余剂，经查子宫肌瘤明显好转，其症状基本消失。又服 30 余剂，愈。

按：《金匮要略·妇人妊娠病脉证并治》中曰："妇人宿有癥病，经断未及三月，而得漏下不止，胎动在脐上者，为癥痼害。妊娠六月动者，前三月经水利时，胎也。下血者，后断三月衃也。所以血不止者，其癥不去故也，当下其癥，桂枝茯苓丸主之。"大多数医家认为此条讲的是癥胎互见之证，即宿有癥病又兼受孕。仲景公制此方有祛邪而不伤胎之意，用旨在于去癥而养胎。故此可以明确桂枝茯苓丸药性较为柔和，不若当归芍药散之效宏，更加入化瘀攻坚之药，在临床中不失为治疗该疾的一种办法。

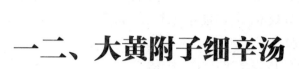

一二、大黄附子细辛汤

大黄附子细辛汤出自仲景公之《金匮要略·腹满寒疝宿食病脉证治》，论曰："胁下偏痛，发热，其脉紧弦，此寒也，以温药下之，宜大黄附子汤。"大黄附子细辛汤是开温下法之先河的方剂，后世之"温脾汤"以该方加减而成。

大黄附子细辛汤是论述寒实内结证治的处方。《医宗金鉴》一语道破天机："腹满而痛，脾实邪也；胁下满痛，肝实邪也；发热若脉数大，胃热实邪也。今脉紧弦，脾寒实邪也，当以温药下之，故以大黄附子汤下其寒实。方中佐细辛者，以散其肝邪，此下肝脾寒实之法也。"明确地指出，该寒实证是肝脾寒实。医家认为胁下"偏"痛，应为胁下"满"痛之意。鄙人认为"偏"有动感，仲景公可能是指患者在剧痛时，向侧面挤压的动态，无论怎么讲，明白就可以了，但是仲景公用词似乎更形象一些。还可以解释为左胁下或右胁下痛，并非一定要两胁下俱痛，但是该胁下是指两胁以及腹部的病位而言。

对于"发热"一词的理解，多数学者是用排除法，或者是推论而言。这里所说的"发热"，不是指的表证，也不是阳明腑实证。因为表证发热，其脉当浮；阳明腑实证发热，其脉当数。本证发热脉象紧弦，即由寒实内结，阳气郁滞，营卫失调所致。《成方便读》中曰："阴寒成聚，偏着一处，虽有发热，亦是阳气被郁所致。"

喻嘉言曰："仲景治伤寒热邪痞聚心下，而挟阳虚阴盛之证，用附子泻心汤之法矣。其杂证胁下偏痛，发热为阳，其脉紧弦，为阴寒上逆者，复立此温药下之一法。然仲景谆谆传心，后世领略者鲜。"对于寒实互结之证，寒为阴邪，其性收引，寒入于内，阳气失于温通，气血瘀阻，腹痛自然而生。然寒邪阻于肠道，传导失职，大便不通也是该证所见。积滞阻遏，气机被郁，发热可生。然阳气不能布达于四肢，则手足厥逆。在临证中可见舌苔白腻，脉弦紧为寒实之证。意当温下，大黄味虽苦寒，但佐以附子、细辛之品辛散大热，虽寒性被制，但清热之效仍存，泻下之力更可取其功。互制而不失其性，相补而共创其功，三药协力而成温下之剂。

《金匮要略》中又别出一条云："其脉数而紧乃弦，状如弓弦，按之不移。脉数弦者，当下其寒。脉紧大而迟者，必心下坚。脉大而紧者，阳中有阴，可下之。""紧"者"坚"也，紧数相合则为弦脉；脉大者为阳，弦紧迟者为阴。对于寒而言，数脉是阴凝于阳之数，非阳气生热之数也。仲景公曰之"当下其寒""阳中有阴，可下之"是从其脉学理论中指出了温下的根据。然世人但知寒下一途，不知有温下一法。盖暴感之热结，可以寒下；久积之寒结，亦可寒下乎？

仲景公创温下一法，用于肝脾寒实一证。在临床中广泛应用于急性阑尾炎、急性肠梗阻、睾丸肿痛、胆绞痛、胆囊术后综合征、慢性痢疾、尿毒症等病证。现代医学研究表明，该方在泻下、抗感染、镇痛作用等方面确有十分好的疗效。柯琴、喻嘉言、吴鞠通等先哲们对该方都有深入的探讨。社会发展已步入新的时代，多种病证已经向我们提出了挑战，患者也在不断要求我们进步，所以这些宝贵的财富研究，也向我们提出了更高的要求。

1. 大黄附子细辛汤治疗急性胆囊炎

胆囊炎发病率较高，常常伴有胆绞痛、胆结石等病证。中医没有相对应的病名，根据临床表现特点的不同，分别将胁痛为主者，称为胁痛；胃脘痞满者，称为痞满；胃脘疼痛者，称胃脘痛或心胃痛；黄疸者，称之为黄疸。

中医目前对该病证在理论和病因学上无法展开，原因较多，但主要原因是无法确保每次治疗都有良好的疗效，而西医用微创手术治疗较为先进，所以对于中医来讲只是偶尔试之。但我接触过的几乎所有的患者都认为如果服中药可以治好，还是首选中医，其实患者的要求就是我们中医工作者努力的方向。

[病案举例]

李某，女，48岁，2003年8月诊。

患者以右胁下绞痛，痛彻腰背，被某院诊为急性胆囊炎。由于疼痛难忍，注射吗啡、哌替啶等止痛药后，只能维持两三个小时，大夫们建议其手术治疗，但因其畏惧手术，求中药试之。症见其面色青紫，因剧烈疼痛而致面容扭曲，右上腹疼痛，发热，目珠微黄，舌淡白而瘀暗，脉沉紧而弦。认为是寒凝实结之证，处方用大黄附子细辛汤加减。

处方：大黄10克，附子10克，细辛5克，枳实15克，厚朴10克。

嘱其24小时内连服两剂，次日痛止。又服两剂，热退症消，B超检查示其胆囊正常。

按：思恩师朱公进忠先生，广泛应用中药治疗胆囊炎，手法各异而效若桴鼓，应手而愈，屡屡根据病情的不同而提出相应的治疗方案。曾记得朱老用宣肺理气的方法，治愈一例久治不愈的胆囊炎患者。胆囊炎从肝论治者甚多，并有很好的疗效，但也有从肝论治而久久不效者。朱老思其证在右胁，而右胁属肺，即从宣肺理气而论治。仅服用15剂中药，困扰患者多年的疑难病证得以痊愈。

2. 大黄附子细辛汤治疗急性胰腺炎

急性胰腺炎多由于暴饮暴食而诱发，治疗不善可以导致患者死亡。中医没有相对应的病名，根据临床表现，将上腹疼痛者，称为胃痛、胃脘痛或者心痛，在治疗手段上，有很多行之有效的办法。

[病案举例]

邢某，男，38岁，2006年5月诊。

患者饮酒过量后，突发上腹部剧烈疼痛而入院治疗，被诊为急性胰腺炎。查血清淀粉酶850U/dl。患者治疗3天而无进展，遂请中医诊治。查患者胃脘部剧痛不止，拒按，四肢湿冷，舌白而腻，脉沉细而弦紧。

处方：大黄10克，附子10克，厚朴10克，枳实15克，细辛5克。

两剂并煎，嘱其每4小时进药一次，连进六剂，痛止，随后改一日一剂，后又用柴平煎加减治疗一个月后愈。

按：我总结过现代人的病，原始病因主要是两个，一是饮食，二是情绪，故生活的节制和自律才是保证身体健康的根本。在辨证上还应注意寒热之别，寒实者，宜用温下，实热者，宜用寒下。脉弦紧者，为寒实，脉弦滑者，为实热。

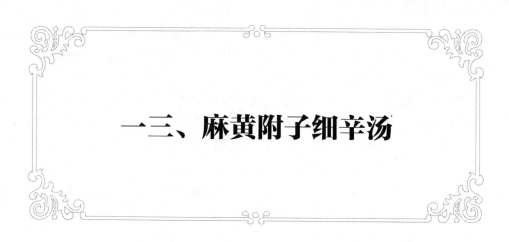

一三、麻黄附子细辛汤

麻黄附子细辛汤出自仲景公《伤寒论·辨少阴病脉证并治》，本方运用范围极广，涉及肺系、心系、肾系、皮肤、神经、五官等多个系统的病证，然而该方又像一匹桀骜不驯的烈马，医者需要有丰富的经验才能驾驭。

为什么会出现这样的情况呢？从组方上就可以看出，三味最烈性的药组合在了一起，可以称之为"三阳开泰"吧，用之得当，则可救治危难，反之则未可逆料，故此许多的医家望而却步。

301 条："少阴病，始得之，反发热，脉沉者，麻黄细辛附子汤主之。"少阴主里，应无表证，今始见发热，故曰："反发热"。而发热可见于太阳病，而太阳之证其脉当浮，今不浮而沉，脉沉主里，为少阴里虚，脉证合参，本证当属少阴阳虚兼太阳表证。既有少阴阳虚之脉，当有下利清谷，手足厥冷等证，今现说明阳虚未甚，并且有"反发热"之症，说明太阳表证较为明显，当表里同治，温经解表方用麻黄细辛附子汤。

这么讲似乎太简单了一些，但这是正统教材的讲法。现在我们从柯琴的角度再来认识这一方证。

柯琴曰："太阳之表不得不开，沉为在里，少阴之枢不得不固，设用麻黄开腠理，细辛散浮热，而无附子以固元阳，则少阴之津液越出，太阳之微阳外亡，去生便远。惟附子与麻黄并用，则寒邪散而阳不亡，精自藏而阴不伤。"该证是由于"寒之寒者"，素体阳虚，又感风寒，仅从表治，则阳气随汗外泄，必有亡阳之虞；若仅从里治，则表邪必致于内；所以用麻黄辛散以解其表，使表邪由汗而解；附子温肾通阳，可固里寒之急，又可助麻黄辛温之力；而细辛为少阴表药，内可助附子以兴阳，外可助麻黄之辛温发散，三药合进，于温阳中促进解表，于解表中不伤阳气。临证者若不解其理，"发热"之症，投治以寒凉，害人不浅。

一个"反发热"的"反"，使我想起恩师陈瑞春先生在论述《伤寒论》学习方法时讲到，由于《伤寒论》是一部简洁精确的著作，不好理解，必须前后对照去研习。这里的一个"反"字，必须提到《伤寒论》92条："病发热头痛，脉反沉，若不差，身体疼痛，当救其里，四逆汤方。"两者同属太阳少阴两感，又同时具有发热脉沉之证，但其病机不同，治疗的方药亦不同。本条列于少阴篇，是从少阴病的角度立论，故曰"反发热"；而92条则列于太阳篇，从太阳病角度立论，故曰："脉反沉"。本条少阴阳虚不甚，故表里同治，92条则是少阴阳虚已甚，故先救其里。再若从92条"若不差"中推测，知已用过温阳发汗之法，病不见好，而反增身体疼痛，明显属阳虚阴盛，里虚为急，故治法以救里为先。

对于本方的临床应用，陈亦人先生概括较为全面，在其著作《伤寒论求是》中讲："该方主要作用是温经通阳，不但温阳散寒，而且温经除痹。临床运用的范围很广，并不限于少阴兼表证，也不一定有发热。反复发作的风寒头痛、风寒齿痛、关节痛、嗜睡症等使用本方均有疗效。"古今医家对本方的临床辨治都有十分可贵的研究。如《医贯》中谓："有头痛连脑者，此系少阴伤寒，宜本方，不可不知。"《十便良方》谓本方加川芎、生姜治痛连脑户，或头额与眉相引，如风所吹，如水所湿，遇风寒则极，脉微弦而紧之风寒头痛。现代应用本方所治更广：①肺系疾患，如感冒、支气管炎、肺炎、肺气肿、支气管哮喘等。②多种疼痛或麻痹，如坐骨神经痛、血管或神经性头痛、肌肉神经痛、肋间神经痛、面神经麻痹、面瘫、骨质增生、腰肌炎、肥大性关节炎等。③泌尿系统疾患，如慢性肾炎、遗尿、尿潴留、肾绞痛等。④心系疾患，如心律失常、风湿性心脏病、心肌炎、右束支传导阻滞、窦性心动过速、窦房结综合征等。⑤其他如皮肤科的荨麻疹、疱疹，妇科的带下病、乳腺病，五官科的过敏性鼻炎、失音、咽痛、齿龈肿痛、泪腺病等。

所治病种貌似繁杂，其实这正是仲景公一方统百病要旨之体现，提挈风寒在表，少阴阳虚的纲领，肺系诸疾，自可了然。本方的镇痛作用是毋庸置疑的，"束则痛，散可解"，痹证阴损极阳，寒阻则阳损是必然的，故用本方化裁得当，则应手可效。对泌尿肾系诸疾，本方既可宣肺利水，又可温阳化气行水。心疾多属寒凝血脉，辨证得当，当起沉疴。其他疾病，若能循此分析，思过半矣。

1. 麻黄附子细辛汤治疗小儿肺炎

小儿肺炎是临床中的常见病，一年四季均可发生，如今几乎每个孩子都得经历该病证，给广大的家庭带来了很大的烦恼和负担。而致病的原因，可以形成共识的是小儿素喜吃过甜、过咸、油炸等食物，致宿食积滞而生内热，郁热壅盛，偶遇风寒使肺气不宣，二者互为因果而发生肺炎。一般的小儿肺炎是不用麻黄附子细辛汤来治疗的，因孩子是纯阳之体，用阳药当慎。但是由于抗生素的滥用，治疗上针对性不强，经常导致患儿的病症长时间得不到有效控制，形成了里虚寒证。故而在此特列出该病证的治疗，一方面为大家做治疗参考，一方面呼吁抗生素不能再滥用了。

[病案举例]

闫某，男，2岁，2011年11月诊。

患儿高热、咳嗽、时抽搐十余日。被某院诊为小儿病毒性肺炎，治疗期间输液近二十个小时，用药量近两千多毫升，接近小儿体重的四分之一，每日休息时间不足四个小时。体温一直在39℃上下，由于病情危重，邀余会诊。诊时额头滚热，四肢逆冷，时抽搐不止。面青而白，口唇发绀，神志模糊，呼吸困难。按腹时低低呻吟，二便失禁，舌淡白苔薄，指纹青紫。认为是寒邪闭于里，入里而伤于阳，致使元阳虚损，也就是伤到元气了。治疗用麻黄附子细辛汤温固元阳，发散寒邪而解表。

处方：麻黄5克，附子5克，细辛2克。

方用一剂，嘱其缓缓喂下。二诊时，手足渐温，头微汗出，体温降至37℃，但按腹时仍呻吟不止，将方减半加大黄3克、枳实5克。三诊时患儿泻下大量秽臭之物，喘咳也渐平。后又用四君子等调养，痊愈出院。

按：小儿为纯阳之体，最易生变，故用纯阳之药需谨慎。小儿肺炎一证多数是因风寒与宿积互为因果而形成，有时抗生素治疗效果一般，患者临床症状反有加重，本是因寒邪致病，而又寒者寒之（目前多数医家认为抗生素性寒），此之谓也。故而对于该种病症的治疗，不要顾忌使用纯阳药，辨证论治的根本就是药症相合。治疗时应该在宣散中加入下行之药，只要用药及时对症，很快该证就会豁然而解。而多用寒凉之品，病证不仅得不到缓解，反而会入里伤阳，故应慎之又慎。

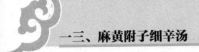
2.麻黄附子细辛汤治疗过敏性鼻炎

过敏性鼻炎中医称为"鼻鼽"，主要病症有阵发性的喷嚏、清水样鼻涕、鼻塞而痒、嗅觉减退等。现代医学研究表明吸入性变应原是过敏性鼻炎的主要形成原因。中医学也根据证候的不同，研究了许多行之有效的办法，在临床取得了很好的疗效。

[病案举例]

史某，男，32岁，2009年4月诊。

患者因阵发性喷嚏，鼻流清涕而诊。被某院诊为过敏性鼻炎，时见喷嚏连连，流清水样鼻涕，胃纳可，眠可，舌淡白，脉弦而沉细，查体温37℃，多倦怠。

处方：麻黄6克，附子6克，细辛3克，桑叶15克，葛根15克，川芎10克，防风10克，薄荷6克。

方用四剂，其症顿消，后又用四君子汤调养而愈。

按：肺肾虚寒乃是鼻鼽的主要原因，扶肾阳而护肺已为当务之急。附子是扶阳要药，肾阳充足，卫气有源，则卫外功能自然增强。

3.麻黄附子细辛汤治疗静脉曲张

[病案举例]

张某，男，58岁，2004年7月诊。

患者双下肢血管曲张如蚯蚓样三十余年，前因患者服役时任工程兵，长期在坑道作业，始现下肢麻木、瘙痒、疼痛，被诊为静脉曲张。现患者双下肢疼痛针刺样，麻木，皮肤瘙痒。舌淡白而略腻。脉弦细而沉。

处方：麻黄6克，附子10克，细辛3克，川牛膝15克，黄柏10克，薏苡仁30克，苍术15克，地龙10克，当归6克，水蛭2克，路路通10克。

方用五剂，疼痛明显好转。又用十剂，皮肤渐渐泛白，又用五剂，其症若失。

一四、越婢汤

越婢汤方出自仲景公之《金匮要略·水气病脉证并治》，论曰："风水恶风，一身悉肿，脉浮不渴（《心典》作：脉浮而渴），续自汗出，无大热，越婢汤主之。"由于该方"越婢"二字难解，麻黄一味而用六两之多，为仲景公于《伤寒论》《金匮要略》所记载的方剂中的最大剂量，而又以神奇的功效在现代医学临床的诸多疑难杂病中显其神效，故此被历代医家所重视，对该方的研究也充满了全方位探秘的神奇性、趣味性。

本方之所以名"越婢"者，说法众多。本人认为成无己之说法比较合理，谓曰："脾治水谷，为卑脏若婢……是汤所以谓越婢者，以发越脾气，通行津液。"

方有执谓之："越，逾也、过也；婢，女子之卑者也。"而喻嘉言谓之："石膏之辛凉以兼解其寒，其柔缓之性，比之女婢，尤为过之，用之可无恐也。"诸家所言，均觉牵强而有因字造意之嫌，故此不能苟同。

从药物组成来看，麻黄、石膏、甘草、生姜、大枣。麻黄是什么？青龙也，石膏更为白虎。龙行雨，虎生风，仲景公最为钟爱的两员大将却用一"婢"，似乎讲不通。而方之治，风水激，则泛滥四溢，因风而致水，邪风夹雨，赵以德论曰："五脏各一其阴阳，独脾胃居中而两属之，故土不独成四气，土亦从四维而后成，不惟火生而已。于是四方有水寒之阴，即应于脾，风热之阳，即应于胃。饮食五味之寒热，凡入于脾胃者亦然。一有相干，则脾气不和，胃气不清，而水谷不化其精微以行营卫，以实阴阳也。"而以其"婢"为"脾"者，故"越婢汤"应为"越脾汤"的误传。青龙白虎者，一散其水寒之邪，二祛其风热之邪。什么"婢"为小女人？纯属无稽之谈。

越婢汤论述风水夹热之证治。风水之病，来势急剧，是因风致水，病在于表，故有恶风之表证；水为风激则泛滥四溢，故身悉肿。脉浮而口渴，是风邪已有化热之机。风性疏散，故有续自汗出之症；由于陆续汗出，故外表便无大热。但风水相搏之证，虽汗出而表证不解，外无大热而郁热仍在，故治以越婢汤，发越阳气，散水清热。方以麻黄配生姜宣散水湿，配石膏清肺部郁热而除口渴，配甘草、大枣以补中益气。若水湿过盛，再加白术健脾除湿，表里同治，以增强消退水肿的作用。恶风者加附子，以汗多伤阳，附子有温经、复阳、止汗之功。

对于越婢汤的理解，喻嘉言分析得明白，曰："越婢汤者，示微发表于不发之方也，大率取其通调营卫。麻黄，石膏二物，一甘热，一甘寒，合而用之，脾偏于阴则和以甘热，胃偏于阳则和以甘寒，乃至风热之阳、水寒之阴，凡不和于中土者，悉得用之。何者？中土不和，则水谷不化。其精悍之气以实营卫，营卫虚，则或寒或热之气，皆得壅塞其隧道，而不通于表里。所以在表之风水用之，而在里之水兼渴而小便自利者，咸必用之，无非欲其不害中土耳，不害中土，自足消患于方萌矣。"

风水恶风，非青龙白虎不能制之，泛滥而溢，水胀于经络，麻黄内制阴水之邪，外散于皮肤水肿于汗出，一举多得；而以石膏散肺之郁热之邪。故在现代临床中广泛应用于急性肾炎、流行性出血热、肾盂肾炎初起、不明肿胀、过敏性皮肤病等。随着研究的深入，不断会有更多新的成就得以显现。

越婢汤治疗染发后头面红肿

染发后头面红肿在临床上并不少见，染发剂中毒是其主要原因。头面为诸阳之会，毒气入血上冒头面，故见头面红肿。《医学心悟》："经云：足阳明之脉，络面下于鼻。凡面上浮肿而痛者，风也。"故在治疗上，泻火解毒的同时，应疏散风热于卫分。

[病案举例]

樊某，女，38岁，2010年6月诊。

患者染发后，一夜醒来，突然觉得眼睛睁不开，颜面已肿。急来诊治，头面肿亮而身冷，局部瘙痒，如虫行皮下，口干而渴，心烦不适，舌红而苔薄，脉浮而数。

处方：麻黄18克，石膏40克，甘草6克，银花15克，连翘15克，生姜3片，大枣15枚，薄荷6克，防风12克。

上方两剂，服药后颜面浮肿尽清。

一五、茯苓桂枝白术甘草汤

　　茯苓桂枝白术甘草汤出自《伤寒论》，仲景公曰："伤寒若吐、若下后，心下逆满，气上冲胸，起则头眩，脉沉紧，发汗则动经，身为振振摇者，茯苓桂枝白术甘草汤主之。"

　　其方在仲景公《金匮要略》中称为"苓桂术甘汤"，将白术的用量增加到了三两。原文对"寒饮"一证有这样的描述："夫心下有留饮，其人背寒冷如手大"。"心下有痰饮，胸胁支满，目眩，苓桂术甘汤主之"。又曰："夫短气有微饮，当从小便去之，苓桂术甘汤主之，肾气丸亦主之。"

　　后人多数认为该方出自《金匮要略》，却不知该方的理论根本，所以才有了本末倒置的误导。该方历代医家用得多，而论得少，也许是《金匮要略》中讲述得更好理解一些吧。然而如何去探求仲景公的理论真谛呢？其本是何呢？一千八百年了，对于水气"寒饮"之证都无法触及其本。直到刘渡舟先生发现了"水心病"，撕开了现代医学最疑难的问题，心脏病、血管神经系统、呼吸系统等病症的伪装，科学地说明了血栓、胆固醇、甘油三酯等与水饮的直接关系，对于许多的难证恶证开创了治疗的广阔天地。让我们沿着刘渡舟先生的思路来展开仲景公智慧的大门。

　　首先来理解水气的概念，何谓水气？成无己注："水寒相搏，肺寒气逆"；钱天来注："水气，水饮之属"。刘渡舟先生认为他们似乎各自说对了一半，认为"水与寒，往往结伴而行，水指其形，寒则指其气。如影之随形，不能分离"。

　　二者水气为什么要上冲呢？这就是仲景公对茯苓桂枝白术甘草汤的论述。

到底仲景公在揭示和论述什么呢？其实就是"水气上冲"一证的治疗，也是我们治疗该证的理论基础。

在《伤寒论》第67条中："若吐若下后"明确指出该证乃是属虚而非实证。《素问·六节脏象论》中曰："心者，生之本，神之处也……为阳中之太阳，通于夏气"。这段话讲明了心为生命的根本，主宰神明变化。心有这么大的功能，在于它有强大的阳气。心主阳气而为先，心主血脉，心主神态，必须建立在心阳督守之下而实现，阳生阴长方能主宰血脉之功用。

然而心阳与水寒，相对而立，既矛盾，又统一。心阳若虚，坐镇无权，而使水气成为致病因子夹寒邪而上冲，疾如风雨自下而上，势不可当而引发疾病。同时也应该指出"水气上冲"一证，与中焦的脾土、下焦的肾气虚弱不能制伏水寒邪气有很大关系。故此可以得出这样的结论，该病证"水气上冲"是因心阳虚在先，脾、肾虚弱在后，致使水饮成邪，上冲为患。

对于"心下逆满"的解释，刘渡舟先生一语道破天机，认为有双重的意思。一是指水气上冲的病机；二来也是指相应的症状。"满"也就是胀满，或称"痞满"，为上腹部气机痞塞不利，因而胀满不通。"心下逆满"旧注为"胃脘"病证，刘渡舟先生认为是心阳虚，而阴气不降所致，我也赞同刘老的观点。若是"胃脘"之证，主要是脘腹部胀气明显，不至于"气上冲胸"，甚至咽喉不利。而胸为心之宫城，太和之元气所聚之所，今心阳被水寒之邪遏阻，觉胸中满闷，或憋气疼痛。心阳被遏，胸中阳气受制于水寒之邪，肺居于胸中，水寒凌肺，金寒津凝，咳嗽、气喘、痰涎增多，面部浮肿之证也相应出现。

"起则头眩"是指患者头晕为甚，只能静卧，不敢起动。心脾阳虚，不能上养清窍是一方面；而水气上冲，阴来搏阳是另一方面，清阳既虚且又水气上冲，头晕目眩怎么会不重？

"脉沉紧"，仲景公《金匮要略·水气病脉证并治》曰："脉得诸沉，当责有水。"沉脉主水，紧脉主寒，从脉象上原无可议之处。然刘渡舟先生认为，苓桂术甘汤一证，脉多见于沉弦，也有脉结与沉伏无力之时。

"发汗则动经，身为振振摇者"，另起而接在"脉沉紧"一句之后，仲景公可谓用心良苦，一是指水气上冲之证发生后，医者误发其汗，从而导致阳气进一步损伤；二是指"误治"之害发生后，仍以茯苓桂枝白术甘草汤治之。汗法伤阳必动经脉，经脉动，身摇摆，甚或抽搐都可以发生。仲景公形象地指明了误判误治的危害，当此，医者不可不察。

仲景公在茯苓桂枝白术甘草汤证中，完整地从理、法、方、药中概述了"水气上冲"一证。所以笔者对人民卫生出版社21世纪课程教材《伤寒论讲义》中归为"脾胃阳虚证"是有异议的。不若第4版《伤寒论讲义》中"阳虚兼水气证"更准确。证名是为了立论，苓桂术甘汤温而不燥，补而兼消，是"温药和之"的代表方。仲景公用该方于《伤寒论》中治疗"水气上冲"一证，于《金匮要略》中治疗"痰饮与微饮"之证，运用于心肺系病证之中。方中用药仅四味，茯苓为君，桂枝为臣，大有深意。水寒之邪上冲于胸中，故利水为主；而又用桂枝温通胸阳，心阳一复，肺可治节，调水道而朝百脉。脾土弱不能制水，故用白术补之；对于甘草的应用，赵以德认为，虽有"中满者勿食甘"之说，然桂枝之辛，得甘则佐其发散，复益土制水，且得茯苓不致满，而反泻满。《本草》曰：甘草能下气除烦满，故用之。

现代临床中，该方广泛用于风心病、肺心病、心肌炎、心包积液、心力衰竭，支气管哮喘、气管炎、支气管炎，肾病综合征、肾小球肾炎、尿潴留、梅尼埃病等多种难症怪病之中。对于该方证，刘渡舟先生总结出了"水心病"的诊治理论，开辟了中医学的新篇章。一千八百年前，仲景公天才地总结了茯苓桂枝白术甘草汤证，又经历代医家的锤炼，至今还被广泛地应用于临床，并且战胜了一个又一个顽症，我们有什么理由不去珍惜？

1. 苓桂术甘汤治疗慢性支气管炎

慢性支气管炎是由多种病因所致的气管、支气管黏膜及周围组织的慢性非特异性炎症。受凉、吸烟及感冒常使本病诱发或加重。临床上主要表现为慢性咳嗽、咳痰、反复感染，伴有喘息。北方山区、高原寒冷地区及厂矿、农村发病率较高。中医学将其归纳入咳喘的范围之内，没有明确的界定。《素问·咳论》专门论述了咳嗽，并且提出有"五脏六腑皆令人咳，非独肺也。"古代往往咳嗽与上气并称，主要是因为咳嗽与上气痰饮的关系密切。到了《诸病源候论》，将咳嗽、上气、痰饮三者明确区分出，各立专节讨论，其实意义并不十分大，因为对临床没有太大的指导意义，并不能说明什么问题，其实有作秀之嫌。《素问病机气宜保命集》谓："咳谓无痰而有声，肺气伤而不清也。嗽是无声而有痰，脾湿动而为痰也。咳嗽谓有痰而有声，盖因伤于肺气，动于脾湿，咳而为嗽也。"直到今天，仍有明显的现实意义。赵金铎主编的《中医症状鉴别诊断学》中认为没有区分的必要，我认为有欠周详。咳可以认为大多是由于过敏及温度变化引起的，属外来因素；而咳痰为动脾动湿，是由于内在的病因起作用；而咳嗽是二者兼有之。对临床用药的指导意义很大，不仔细辨清，定会害人不浅。咳嗽大多是寒热并存，虚实夹杂，表里同病，相互为患，互为其根，所以在临证时不得不审之又审，慎之又慎，主要是因为"肺为娇脏"，又居"华盖"之位，朝百脉而主治节，一旦出现"坏证"，对患者的伤害极大。

[**病案举例**]

任某，男，49岁，2008年9月诊。

患者反复咳嗽三年多，每至秋冬开始发作，直至来年春月。咳嗽气短，某院诊为慢性支气管炎。诊时又值始发期，见其面目浮肿，少气无力，精神倦怠，痰多而清稀，胸脘痞闷，舌淡而苔滑，脉沉濡，此系痰饮伏于内而致使咳嗽频发，胸阳不振而使饮寒犯肺，故治宜温补心阳，祛湿化痰。

处方：茯苓30克，桂枝12克，白术10克，甘草6克，杏仁15克，麻黄10克，射干10克。

方用三剂，咳嗽立平，随访至今，再无发作，愈。

按：王节斋云："脾土不及，气虚不运，食少化迟而生痰"，是谓痰饮为病之源。而苓桂术甘汤健脾燥湿、温化寒饮，是中焦停饮的首选方。该患者虽然被慢性气管炎困扰3年多，但是病情比较单一，未发现其他并发症，故此疗效比较显著。但是对于慢性气管炎的治疗，从理论上讲，饮不成形，停积之水，随机而窜，症所各异，却终不离健脾化湿、温化寒饮的苓桂术甘汤。

2. 苓桂术甘汤治疗"背寒冷如手大"

"背寒如掌大"出自仲景公之《金匮要略·痰饮咳嗽病脉证并治》，原文是"夫心下有留饮，其人背寒冷如手大。"心下有留饮，是指饮邪久留于胸膈、胃脘之间而不去，由此必然阻遏胸膈、胃脘等处的阳气通达，令心、胃的阳气不能通达于背，饮邪流注于心、膈、胃在背部的腧穴，故出现背寒如掌大的表现。

留饮者，居而不去，不仅使肝肺气机不利，还可致肝胆经络失和，故而胁下疼痛而痛引缺盆，咳嗽时振动病所，加剧其痛。饮留于胸中不去，致胸中气机升降受阻则短气，气不布津则渴。若留饮流于四肢关节，痹阻阳气，又可见四肢历节痛，留饮伏藏体内日久而致成伏饮。故仲景公提出："膈上病痰，满喘咳吐，发则寒热，背痛，腰疼，目泣自出，其人振振身瞤剧，必有伏饮。"而伏饮深藏体内，难于攻除，发作有时，上逼于液道，外攻于精髓。详细描述了留饮的表现病候，以及对人体的危害。一旦患该证，预后难知。

[病案举例]

张某，女，51 岁，2012 年 7 月诊。

患者背心冷已有数年，诊时时值伏天，身着棉背心，仍觉寒冷。手触其背，背冷处如手掌大，口干而不欲饮，胃纳一般，精神尚可，偶尔有短气之症，大便略稀。舌白而滑，边有齿痕，脉沉细濡。该证是饮留胸中，遏制心阳，治宜祛寒除饮，温通胸阳。

处方：茯苓 30 克，白术 15 克，桂枝 12 克，甘草 5 克，竹叶 6 克，滑石粉 24 克，通草 10 克。

方用五剂，患者背冷明显减轻。又用 20 余剂，其症大减，后愈。

按：《金匮要略·痰饮咳嗽病脉证并治》中曰："夫短气有微饮，当从小便去之，苓桂术甘汤主之，肾气丸亦主之。"饮留胸中，遏制心阳，用苓桂术甘汤通其阳，阳气通则膀胱利，小便之关开矣。故清代医家叶香岩曰："通阳不在温，而在利小便"。小便利则水湿之邪有路可出，而三焦阳气同时得通。该法与兵法所讲之"围三留一"是同一道理。水寒之邪一泄，人体功能始可正常运转，自身的能量释放出来，拨云方见日。

3. 苓桂术甘汤治疗梅尼埃病

梅尼埃病由一位法国医生 Prosper Ménière 首次提出，是一种特发性内耳疾病。病因目前尚不清楚，众说纷纭。有人认为是"膜迷路积水"，目前这一说法得到许多学者的证实，然而膜迷路积水是如何产生的却难以解释清楚。目前已知的病因有多种因素，各种细菌病毒的感染、机械性或声损伤、耳硬化症、梅毒、遗传因素、肿瘤、过敏、白血病、自身免疫病等都可以诱发该病。典型的梅尼埃病有 4 个症状，眩晕、耳聋、耳鸣及耳内闷胀感。

本病属中医眩晕范畴，仲景公在苓桂术甘汤的证候群中明确提出"起则头眩"，这与梅尼埃病中头部的任何运动都可以使眩晕加重这一症状表现惊人的一致。西医治疗大多用前庭神经抑制剂，如地西泮、苯海拉明等，还用化学性迷路切除术，指用氨基糖苷类抗生素的耳毒性，破坏内耳前庭功能，达到治疗眩晕的目的，所用药物主要为链霉素、庆大霉素，还有就是手术治疗。总之西医的办法是以身体的某一部分为代价，这些办法实在是太昂贵了。

[病案举例]

田某，女，38 岁，2012 年 9 月诊。

患者眩晕一年余，不能独自出门。反复发作，有时数日安稳，有时一月数发。发作时头晕目眩，天旋地转，耳鸣，恶心、呕吐痰涎。诊时已发作一个多小时，头稍微动一下都会使眩晕加重，曾被某院诊为梅尼埃病。舌淡白而水滑，脉沉弦。

处方：茯苓 30 克，桂枝 15 克，白术 10 克，甘草 6 克，龙齿 30 克，牡蛎 30 克，天麻 10 克，钩藤 15 克。

上方 3 剂，服药后其症大减，又用 7 剂以巩固疗效。后果愈，随访至今，无反复。

4. 苓桂术甘汤治疗冠心病

[病案举例]

任某，男，48 岁，2004 年 8 月诊。

患者陪其父医院就诊，突然晕倒在地，汗出如雨，面色苍白，试其皮肤湿，脉细微。立刻用毫针刺其内关穴，患者渐渐醒来，嘱其入院治疗。入院两个多月，未见其功，遂邀余会诊。症见心悸气短，胸中作痛，疼痛常常放射至左肩，心悸频作，情绪紧张，查其脉弦而结代，舌淡白。认为是心阳受阻，血脉不利。

处方：茯苓 30 克，桂枝 15 克，白术 10 克，甘草 6 克，朱砂 0.3 克（吞服）。

方用五剂心悸得平，但脉结象明显，又加入附子 10 克，又服五剂，气短渐复。

按：《伤寒明理论》曰："其停饮者，由水停心下，心主火而恶水，水既内停，心不自安，则为悸也。"心筑筑而动，故使人有怏怏之状，惕惕易惊，悸动不宁。心为五脏六腑之大主，主明则下安，主不明则十二官危。肾为先天之本，为十二经脉之根，元阴元阳之所系。阳微阴乘，则神魂欲绝，急宜温通胸阳而固肾。

5. 苓桂术甘汤治疗便秘

引起便秘的原因十分复杂，所以在临床中一定要随证治之，绝不可臆断施治。

[**病案举例**]

杨某，女，54 岁，2009 年 4 月诊。

患者大便结如栗状，五六日一行。头晕而心悸气短，自觉有一股气上冲于心胸，口干而不欲饮，面色青黑，小便短少，双下肢轻度浮肿，舌淡白而胖大，脉沉弦。系心脾阳虚，水饮上乘之证。

处方：茯苓 30 克，桂枝 10 克，白术 10 克，甘草 10 克，竹叶 10 克，大黄 3 克。

方用两剂，大便得行，又加当归 10 克，肉桂 6 克，通草 9 克，白芍 20 克，温通胸阳，助阳消阴而愈。

按：中老年妇女绝经之后，中气虚弱，再有留饮伏于中枢之位，痼冷沉害，伤及脾肾；脾肾阳虚，导致大便艰涩而难下。而此种病证，若强为疏导，泄中气则使脾肾之阳更虚，邪气内陷，患者其本更伤，故应慎之又慎。

一六、桂枝去芍药加麻黄附子细辛汤

　　桂枝去芍药加麻黄附子细辛汤出自仲景公之《金匮要略·水气病脉证并治》，原文为："气分，心下坚，大如盘，边如旋杯，水饮所作，桂枝去芍药加麻辛附子汤主之……当汗出，如虫行皮中，即愈"，是论述气分病的治法。主因是由于阳虚而阴凝，水饮不消，积留于心下，所以痞结而坚，如盘如杯。但是在临床中，该方使用的人很少，因为不好理解仲景公之意。

　　柯韵伯讲："水饮者，少阴所主。心下者，太阳之部。心下有水气，至于坚大如盘，是五脏之阳已竭也；惟边如旋杯状，尚有一线之微阳。斯时欲利水，则水坚而不可破；欲行气，则气泄而微阳亦亡。非大剂以扶阳，则束手待毙矣。"从该论中，对于"气分"一证之险，想必大家都有所同感吧。然而若论该证，显然第31条中所言："心下坚，大如盘，边如旋杯，水饮所作。"不是"气分"证的病候，但到底什么是"气分"证呢？

　　"师曰：寸口脉迟而涩，迟则为寒，涩为血不足。趺阳脉微而迟，微则为气，迟则为寒。寒气不足，则手足逆冷，手足逆冷则营卫不利；营卫不利，则腹满肠鸣相逐；气转膀胱，营卫俱劳；阳气不通即身冷，阴气不通即骨疼；阳前通则恶寒，阴前通则痹不仁。阴阳相得，其气乃行，大气一转，其气乃散，实则失气，虚则遗尿，名曰气分。"

　　大气乃胸中之宗气。"阴阳相得，其气乃行，大气一转，其气乃散，"而"气分"证所讲述的却恰恰是阴阳相失，大气一转，其气若散的病证。仲景公所指出的是，"实则失气，虚则遗尿。"即用补的方法则阳气散尽，泻下的办法则会使小便失禁。病危而症重，如何复其胸中之大气？

《内经》曰："阳之汗，以天地之雨名之；阳之气，以天地之疾风名之"，故在该方中，以附子为君药，破其阴水之寒；以麻黄为臣，取其入营而发散其阴水；桂枝更为起胸中之太阳，以散阴霾，余药佐之，使心下之水饮外达于皮毛，此一汗而营卫之气通，腹中之轮转，犹如疾风骤雨，不终朝而天朗气清如故也。盖气为阳，水为阴，又气为水母，阳旺则水精四布，而气化为汗；阳虚则阴气凝结，水不化而为积矣。今人凡遇此证，非用峻剂以利水，即以香燥以行气，于先圣之法畏而远之，宁死而不敢服，可胜道哉！以上为柯韵伯语。

此生死危症，故临床时不得不细审之。《难经》曰："阳虚阴盛，汗出而愈，下之即死；阳盛阴虚，汗出而死，下之而愈。"朱进忠先生生前常常讲毫厘千里的问题，中医学的纲领无非就是八个字：阴、阳、寒、热、虚、实、表、里，学中医的人都知道，但是在临床辨证中又常常忽视，舍弃其本而竞逐其末，把辨证论治挂在嘴上，却不知道念的是哪一本经，生死大事，岂能儿戏。八种问题可能同时显现，但是总有其根本的问题体现得比较突出，基本上什么问题突显，那么什么问题即是主症。至于夹杂症同时出现，那辨证的比例，也就是用药的比例，对于该问题先哲们留下了十分丰富的诊治经验，只要认真地去发现，多得让你数不清，其实这就是中医学秘方的由来。

至于该方的作用，主要是通彻表里，使阳气通行，阴凝散尽，水饮自消。

桂枝去芍药加麻黄附子细辛汤治疗阴水

阴水一证出自朱丹溪。在《内经》中把浮肿一证称作"水""水肿"，并分为"风水""涌水""石水"等证候；《金匮要略》中称之为"水气"，设有专论；并分为"皮水""风水""正水""石水"数种；到了元代朱丹溪分为"阳水""阴水"。"阳水""阴水"都属水肿的证型。《医宗金鉴》曰："风水，阳水也；石水，阴水也。阳水多实，阴水多虚。阳水在上，故多喘；阴水在下，故多满。所以治阳水用散用攻，治阴水用温用补。"

该证多为阴盛阳微，本虚标实的病证。饮为阴邪，遇寒则凝，秋冬气候寒凉，每易触发，且好发于素体阳虚及饮水过多或饮酒无度之人。因阳不化气，气不化饮，水饮停留而不去，伏饮潜伏而反复发作。由于阴盛阳微，气化不利，水湿潴留，溢于肌肤则导致头面、四肢、胸腹及全身性水肿。症见颜面眼睑浮肿，四肢或全身肿胀。

[病案举例]

梁某，男，38 岁，2009 年 8 月诊。

因全身浮肿而诊，其面色苍白，全身乏力，胸闷短气而带咳喘，恶寒，于夏秋之交却穿着如冬季，试其腹满而凉，间或嗳气上逆，痰涎清稀而白，多有泡沫，舌淡胖而边有齿痕，苔白而腻，脉象沉迟，渴而不多饮。此系阴盛阳微，水气泛溢之阴水。处以桂枝去芍药加麻黄附子细辛汤。

处方：桂枝 10 克，生姜 10 克，大枣 12 枚，甘草 6 克，附子 10 克，麻黄 10 克，细辛 3 克，黄芪 15 克，川椒 3 克，杏仁 10 克，茯苓 20 克。

上方先煮麻黄、附子 30 分钟，去沫，方用五剂，患者只觉恶寒、咳嗽减，胸满短气、浮肿并未见明显好转。故又用五剂，仍如前，后又加减用方五剂，患者突觉全身皮下瘙痒，如虫行皮中，缓缓汗出，小便增多而喜饮，遂喘满立止，浮肿也明显消退，后又用补气利水、调养脾胃功能之品，患者逐渐好转，半年后痊愈。

一七、黄芪芍桂苦酒汤

黄芪芍桂苦酒汤方出自《金匮要略·水气病脉证并治第十四》："问曰：黄汗之为病，身体肿，发热汗出而渴，状如风水，汗沾衣，色正黄如柏汁，脉自沉，何从得之？师曰：以汗出入水中浴，水从汗孔入得之，宜芪芍桂酒汤主之。"明确指出黄汗的病因是汗出时入水中浴。由于水侵犯经脉，阻碍营卫的运行，卫郁而不能行水，滞留于肌肤，故全身水肿；营郁而为热，湿热交蒸，故发热汗出色黄。而黄芪芍桂苦酒汤，有着调和营卫，除烦泄热，祛湿固表的特征。全方合用，使营卫和调，水湿得去，营热得泄而诸症可愈。

读该条文很是特别，从语气上讲："黄汗之为病"与"太阳之为病、少阳之为病"惊人地相似，但是对一个病种，仲景公用这种语气，又和仲景公的言简意赅、通俗精炼不太一样。还有另一种可能是仲景公平素在向老师请教问题时，相互交流的一种问答方式。而且该条与第 29 条、30 条、31 条，对于水气病层层深入，进行研究。但是对于该证的证、因、方三者的论证，似乎仲景公在揭示着什么。

那我们顺着这样的一个思路，该证怪异凶险，有时会当场毙命，不死也是遗患无穷。在该证中仲景公指出了"黄汗、体肿、发热、汗出、干渴、脉沉、汗沾衣"一系列症状，非常具体详细，这在《伤寒论》一书中很少有此详尽的叙述。而该病证的成因却很简单："汗出入水中浴"，又想象性地认为是因为"水从汗孔入得之"。无疑"汗出入水中浴"的病因是无可辩驳的，但是"水从汗孔入得之"无疑是充满想象的。现代医学证明汗液的排泄是一个复杂的过程，汗腺系统也是高度精密的，绝不是想象的汗腺系统像一根水管子，充水就会肿胀，放水就会瘪掉。但是"汗出入水中浴"却可以看出的那一系列症状又是如何产生的呢？

如何解释这问题呢？我和一位学习化学专业的同学在一起交流时，他无意间的一句话提示了我。化学的核心内容就是"温度"。细思之，温度的确十分重要，一年分四季是因为什么，不是因为花开了、果熟了、草黄了、雪到了，说到底就是因为温度。还有什么时候得病的人最多，回答是变天的时候，究其原因还是温差。这样的证据太多了，无须多讲。而仲景公"汗出入水中浴"就可以解释了，温差是首要的原因，再加上水中有害病菌乘张开的毛孔而侵，也是原因之一。

故从此论点而论，黄汗一证与第29条（黄汗之病，两胫自冷；假令发热，此属历节。食已汗出，又身常暮盗汗出者，此劳气也，若汗出已，反发热者，久久其身必甲错。发热不止者，必生恶疮。若身重，汗出已辄轻者，久久必身瞤。瞤即胸中痛，又从腰以上必汗出，下无汗，腰髋弛痛，如有物在皮中状，剧者不能食，身疼重，烦躁，小便不利，此为黄汗，桂枝加黄芪汤主之）所叙之症，也是因为营卫闭郁，而导致身体的阴阳失衡而引发。身体湿重，如若湿随汗泄，自然身体会感到轻快，然而水湿无法排泄，潴留于肌肤而生水肿，故用芍桂之属调和营卫，取微汗而可解之，湿虽可随汗而泄，然汗出而恐耗伤阳气，故用黄芪走表而逐湿，配苦酒以泄营中郁热，使得阳郁得伸，营卫调和而病解。

黄芪芍桂苦酒汤治疗汗出入冷库而休克

[病案举例]

方某，男，32岁，1993年8月诊。

诊时正值仲夏，方某喜好篮球运动，汗出如流。而所在地为冷库，故为了纳凉，就跑入冷藏库内消暑，不久休克后被人抬出。诊时面若燔炭，手足冰凉，肌肤冷，口噤，脉象沉紧。汗出当风该为太阳之证，而该证却为汗出而被寒遏。思及仲景公"汗出入水中浴"，故处方以调营卫，散燔热，选黄芪芍桂苦酒汤而治之。

处方：黄芪24克，白芍12克，桂枝12克。

上方嘱其加苦酒50克入药中，两付并煎，每3小时喂药一次，至第二天，患者微汗出后恢复正常。

　　按：《素问·生气通天论》曰："因于暑，汗，烦则喘喝，静则多言，体若燔炭，汗出而散。"该证由于汗出而骤入冷库之中，从近30℃的高温骤然下降至-20℃的环境中。阳气蒸化津液的功能散失，阳气被遏，挟寒而上，故心神被扰，以至休克。用该方发散而调和营卫，故患者之急证可以汗出而散。

一八、半夏泻心汤

　　半夏泻心汤是一首名方，其方是由小柴胡汤去柴胡、生姜，加黄连、干姜而成，始见于《伤寒论》治小柴胡汤证而误下之法而成痞者。《金匮要略·呕吐哕下利病脉证治》亦用治"呕而肠鸣，心下痞者"。可知该方重在调和肠胃。后世师其法，凡脾胃虚弱，客邪乘虚而入，寒热错杂，升降失调，清浊混淆而致肠胃不和，脘腹胀痛，呕吐泄泻者，多用本方加减治疗。本方组合的指导思想，可以说是和法的具体运用，而表现其和法的宗旨是调和脾胃寒热。因而可以这样认为，是由小柴胡汤的和解表里变成调和脾胃寒热的半夏泻心汤。

　　该方出自《伤寒论·辨太阳病脉证并治》，论曰："伤寒五六日，呕而发热者，柴胡汤证具，而以他药下之，柴胡证仍在者，复与柴胡汤。此虽已下之，不为逆，必蒸蒸而振，却发热汗出而解。若心下满而鞕痛者，此为结胸也。大陷胸汤主之。但满而不痛者，此为痞，柴胡不中与之，宜半夏泻心汤。"（149）仲景公在该条中论述了少阳证、大结胸证及痞证的因果关系。在该证中伤寒五六日邪在少阳，"呕而发热"说明邪在胆，逆在胃，胃气上逆则呕，而凡阳经为病，必见发热，病在少阳，本应以和解之法，而医误行泻下，从而也导致了三种转归的情况。

　　首先，虽经误下，但病情并未有多大改变，柴胡汤证仍在，并未下陷而成坏证。文中讲："此虽已下之，不为逆。"故还是服用小柴胡汤。但是误下必定要导致正气受挫，虽经继服小柴胡汤，使正气得药力相助，奋起与邪气抗争，而以致"蒸蒸而振"，却发热汗出而解的"战汗"证候。其次，还有一种病况，就是误下之后，见"心下满而鞕痛"之证，这是因少阳邪热内陷入里，与水饮等有形实邪相结于胸膈，形成大结胸证，则治以大陷胸汤。再者，若误下损伤脾胃之气，使少阳邪热乘机内陷，寒热错杂之邪犯于中焦，致脾胃升降失常，气机痞塞，而出现"但满而不痛"心下痞证。邪之痞满在于心下，不在胸胁，是中焦气机痞塞，非为少阳半表半里之邪不解，故不能再用柴胡汤，而用半夏泻心汤和中降逆以消痞。

"但满而不痛"是心下痞的辨证眼目，以此与结胸证相鉴别。由于心下痞是因为寒热错杂之邪痞塞于中焦，脾胃升降失和所致，故当见恶心、呕吐等胃气不降等症，又可见肠鸣、下利等脾气不升之症。对于该证候的笃定，《金匮要略·呕吐哕下利病脉证治》中有："呕而肠鸣，心下痞者，半夏泻心汤主之。"是对本条"心下痞"的补证，也是半夏泻心汤治疗呕利、痞结之证的仲景公的具体说明，今天我们在临床上应用的主要依据。

恩师陈瑞春先生对该方药有过深入的研究。首先是关于寒热用药的比例问题，由于本证是寒热错杂，虚实并见之证，故而在审方用药上也是相对应的。方中半夏、干姜辛温而散；黄连、黄芩苦寒而降，配合人参、甘草、大枣调和脾胃。在临床应用中应当注意干姜、半夏与黄连、黄芩的用量比例，按原剂量，黄连为干姜、半夏、黄芩用量的三分之一，即干姜、半夏、黄芩各10克用量，黄连的用量应当在3~6克之间。但就此比例问题还得根据临床中的实际情况来区分。

再者对于临证用药的具体情况，舌诊就十分重要了。人们有将舌苔比喻成"天然胃镜"的讲法，舌象对胃肠道病变是十分敏感的。由于半夏泻心汤所治之证是寒热并存，虚实共见，在临证上稍有差池，用药上就会偏颇，而直接影响临床疗效。陈公认为半夏泻心汤证的舌苔应当是黄白相兼而腻。如果黄而不腻，是属热，不能用本方，白而不黄，是属寒，亦不可用。如舌苔光亮无苔，是为津伤阴虚，应在本方的禁用之列。所以辨证要点在舌苔，切不可略。

该方寒热并用，苦降辛开，补气和中，自然可以邪去正复，气得升降，诸症悉平，而在临证中有三个应用要点。

首先是升清降浊的作用。有人从易理上讲该方，"否卦"天地不交流，认为天乾之胃不降浊，地坤脾不升清。而脾主升，胃主降浊，是三焦水火气机运转之枢纽。脾不升清则下利，胃不降浊则呕吐，方中以姜夏之辛温散结而升清阳，芩连苦寒而清热降浊，故合于脾胃的升降之性。其次是寒温并调，方用姜夏以散寒，芩连以除热，对于寒热错杂证中，呕利、痞为特点的基本症状，在调和中化危机于无形，从而也达到了治疗的目的。再有就是攻补兼备，姜夏、芩连辛开苦降，消痞气，调寒热，此属攻邪之法。而中焦之治如衡，以平为安。故攻邪之际，不忘扶正，又用参、草、枣甘温益气和中，顾护脾胃。切不可忘记，该证是误下之后，柴胡证具不为逆时尚且"必蒸蒸而振，却发热汗出而解"之"战汗"之证，何况此"痞证"是"下而逆满"之候，顾护脾胃，正是仲景公之本意所在。另外，应用本方之时，可以据寒热偏盛、正邪虚实的具体情况，适当调整辛温、苦寒、甘温三组药物的剂量，还要依据兼夹脉证而作相应的加减化裁，此亦与临床疗效直接相关。陈老在本方中加入木香、枳壳，或厚朴、神曲等行气之药治疗脾胃同病、气机阻滞的痞满，更为完善一些。而对治疗肝胆病，又加入一些郁金、川楝子之类；治胃、十二指肠溃疡，加厚朴、高良姜、白芍、蛤粉；治疗肠炎加白头翁、蒲公英、野菊花等，均可以随病机、病位而适当加味，提高疗效。

本方在现代临床中广泛应用于各种胃肠炎、消化道溃疡、痢疾、小儿消化不良、胃下垂等症见脘腹痞胀的患者。

1. 半夏泻心汤治疗慢性肠炎

慢性肠炎根据其临床表现，多数是以脾胃湿热并存的症状为特征，且具有气机阻滞的腹胀气滞、大便稀溏，或溏而不爽，口黏舌腻的胃肠湿热症状，用半夏泻心汤加味治疗，多有获效。但也有肾阳虚衰、肝气乘脾、瘀阻肠络等临床证候。慢性肠炎一般以间断性腹部隐痛、腹胀、腹泻为主要表现，这组症状群与中医所说的痞、满、利相似。

[病案举例]

肖某，男，42 岁，2004 年 7 月诊。

患者因腹部间隙性疼痛，下利溏便，黏液带血，3 年多时间，多方求医诊治，被多家医院诊为慢性肠炎。以大便黏液带血，肛周红湿疼痛而诊，脘腹痞满，呕而嗳气，胃纳呆，脉弦略滑，舌黄而白腻。

处方：半夏 10 克，黄芩 10 克，干姜 5 克，黄连 4 克，西洋参 10 克，甘草 6 克，大枣 2 枚，枳壳 10 克，厚朴 10 克，木香 6 克。

上方连进五剂，溏便基本解决，腹部压痛仍为明显；故又进五剂，患者纳增，但压痛仍明显。后又用该方加减治疗半年而愈，随访至今。

按：慢性肠炎的临床症状，大多符合半夏泻心汤证的证候特点，临床中也以确切的疗效证明了这一观点，故此可以得出结论，慢性肠炎也具有寒热夹杂、虚实并见的临床证候特点。但由于该病证多数属于久治不愈，迁延而来，虽能暂安，但反复甚多。半夏泻心汤对于脾胃的调和作用卓著，升阳降浊，诸症悉平。

2. 半夏泻心汤治疗十二指肠溃疡

[病案举例]

张某，男，41 岁，2008 年 11 月诊。

患者因胃脘部疼痛半年而诊，经胃镜检查诊为十二指肠球部溃疡。时觉胸骨下疼痛，嗳气而常叹息，压痛、反跳痛都十分明显，眠差而易惊易醒，大便不成形，时有黑便，舌质红而舌苔黄白相兼，脉沉弦略滑。

处方：半夏 10 克，黄芩 10 克，西洋参 10 克，甘草 6 克，大枣 12 枚，黄连 5 克，干姜 6 克，枳壳 10 克，白芍 18 克，木香 10 克，茜草 10 克，降香 10 克，琥珀 0.3 克（冲服）。

上方用五剂连服，其疼痛明显减轻，睡眠质量也明显好转，胃纳略增，又经治近一个月，痊愈。

3. 半夏泻心汤治疗郁证

郁证是一种常见的情感性精神障碍，表现为一种持久的抑郁状态，并有相应的思维和形为的改变。就其病名而言，大多数的学者都认为中医郁证和西医的抑郁症相对应。由于西医主要采用化学合成药物进行治疗，疗效不甚理想，而且价格昂贵，长期使用有较严重的不良反应，依存性差，因此天然药物和中药复方受到了人们的关注。"从肝论治"的思想历来被许多医家认为是论治"抑郁症"的方法，大都认为"从肝论郁""从肝论治"也是解决问题的基本途径，但这只是问题的一个方面。

[病案举例]

薛某，女，24 岁，2011 年 4 月诊。

患者因失恋而致郁结，经常会做出一些怪异的动作，发病时脱掉所有衣服狂唱，安静时三天可以不动、不讲话，但平时又如常人。诊时情绪正常，自述眠差而梦多，脘腹痞满，两胁胀痛，咽中有异物感，胃纳一般，舌黄白相兼，边有齿痕，脉弦而略数。

处方：半夏 10 克，黄连 6 克，黄芩 10 克，西洋参 10 克，甘草 6 克，干姜 4 克，龙骨 20 克，牡蛎 20 克，琥珀 0.3 克（冲服），朱砂 0.3 克（冲服），枳壳 10 克，郁金 10 克，木香 10 克。

上方用药五剂，该患者睡眠明显改善，胃纳略增，然嗳气叹息明显增加，故于上方中加入柴胡 10 克、白芍 20 克，又用五剂，患者明显感觉精神大增，纳食也基本正常。又用四逆散合四君子汤等调理半年余，该患者情绪基本上维持正常。随访至今，该患者并无异常。

按：恩师朱进忠先生生前常常讲，怪病从痰起，治疗也从痰治。这为我们提供了根本性的理论基础，从此理论延展开去，可以得出这样的结论，五脏皆可致郁，也可通过对五脏的治疗而对抑郁症进行治疗。该病案就是通过化痰和胃，寒热共进，辛开苦降的方法，从脾胃证候入手，随机而治疗郁证。

4. 半夏泻心汤治疗胆囊炎

胆囊炎是细菌性感染或化学性刺激引起的胆囊炎性病变，胆囊炎又可分为急性胆囊炎和慢性囊胆炎。急性胆囊炎表现为绞痛，胁下胀痛，发热，恶心呕吐；慢性胆囊炎的临床表现多不典型，平时可能经常有右上腹部隐痛、腹胀、嗳气、恶心和厌食油腻食物等消化不良症状。本病属中医的"胁痛""结胸""胆胀"病的范畴，与肝胆二经相关。胆囊炎表现与肝胆湿热证极为相符。半夏泻心汤辛开苦降，调和寒热，是治疗肝胆脾胃病的常用方。但由于该证有腹胀、嗳气等气机阻滞症状，故治疗时方中加入行气药则更为完善。

[病案举例]

田某，女，47 岁，2007 年 5 月诊。

患者早餐后突发右上腹部疼痛，并阵发性加重，疼痛向肩胛部放射性，并伴有恶心呕吐。经某院诊查，诊为急性胆囊炎，遂予输液治疗。两天后仍阵发性疼痛，夜不能寐。余诊时见患者面色青紫，体温 38.5℃，右侧卧而手按压腹部，自觉痛苦不堪，舌黄白而暗，脉弦而数。

处方：半夏 10 克，黄芩 10 克，黄连 6 克，西洋参 10 克，甘草 6 克，干姜 4 克，大枣 12 枚，大黄 10 克，细辛 3 克，厚朴 10 克，枳实 15 克。

上方两剂并煎，嘱 24 小时服完，每隔 3~4 小时服用一次。患者服用 2 次后疼痛减轻而睡去，于第二天早才醒来，自觉腹中绞痛，便下半盆鱼肠样便，自觉如常人。后又用调理之法，连续治疗一周后，痊愈。嘱其改变饮食习惯，少食油脂类食物。

　　按：肝胆湿热胁痛，临床上多见胁痛剧烈，胸闷纳呆。半夏泻心汤，苦降辛开，是治疗脾胃同病"痞满证"的良方。该证由于气机阻滞，而生痰湿，寒热夹杂其中，必定导致脘腹疼痛，故又用大黄附子细辛汤，合而为治。用两剂并煎频服，这是急救措施。药量的多少决定疗效，这个细节十分重要。

一九、生姜泻心汤

仲景公的五个泻心汤中，生姜泻心汤是和半夏泻心汤最相近的一个方子，仅增加了四两生姜，而将干姜从三两减至一两。看似姜的数量有所增加，仔细推之，实则不然。因为在事实上，一斤生姜去除水分后，自然干燥的状态下，最多产生半斤左右的干姜。实际上生姜、干姜的问题按此估算，应当是不增不减。而仲景公以生姜易干姜二两的问题，看似简单，实则有毫厘千里之别。

生姜泻心汤出自仲景公之《伤寒论·辨太阳病脉证并治》，曰："伤寒汗出，解之后，胃中不和，心下痞硬，干噫食臭，胁下有水气，腹中雷鸣，下利者，生姜泻心汤主之"（157）。该条文中明显可以体会到其证的诱因是"伤寒汗出"，与半夏泻心汤之"下之后"，在病因上明显不同。文中明确指出，"胃中不和"是以下一系列症状的诱因，主要是因汗不得法，也有可能是脾胃素虚，又因用汗法，损伤脾胃之气。一般来讲，心下痞按之当较柔软，此处却讲"心下痞硬"，而"胁下有水气"说明由于脾胃虚弱，寒热错杂互阻于中焦，使脾胃升降失常，脾虚而水运失常，不能将津液上输于肺而四布，滞留于肠胃之间，故有"水气"之因，但又因此邪尚未成形，只是在痞满的情况下而挟有水气之邪，故仲景公在此水气之邪未成形之前，简单用生姜散寒逐饮之力以解水气之邪。

一般来讲，像半夏泻心汤证这种，寒热夹杂、虚实并存、表里兼有的特殊复杂的病证中，本来就是多因误诊误治而来，如果误上再误，只会把病证越治越复杂。所以似是而非，毫厘千里啊。恩师陈瑞春先生家里三代为医，陈老用五十年的时间研究伤寒精义，认识到生姜泻心汤与半夏泻心汤绝不是一般认为的生姜与干姜之别，而是在半夏泻心汤证中，又出现了由于脾胃功能的下降，而产生了水气之邪之证。而水气病的产生可以直接导致心、肺、肾功能的失调，即所谓的肺心病、心肺功能失常、心肾不交之证的缘起。李东垣称脾胃为"后天之本"，主要是告诫后人，在人的生理变化中，脾胃功能的失常，往往都是万病之源。

《素问·经脉别论》中云："饮入于胃，游溢精气，上输于脾，脾气散精，上归于肺，通调水道，下输膀胱。水精四布，五经并行。合于四时五脏阴阳，揆度以为常也。"而现证"伤寒汗出"之后，"胃中不和"而致谷不消而作腐，故为食臭，水不化而横流，故胁下有水气。腹中雷鸣下利者，水谷不消，糟粕腐化，有不遽下者乎？"干噫"一证，"胃中不和"，气滞内结，逆而上冲，腐气上泛则"干噫"、口臭、恶心。食腐不化，谷物不消，流于肠间，逆其势而不平，"腹中雷鸣"则自然而成，何苦要去琢磨"肠胀气"是如何形成的，细菌有多少种？断其源，化其饮，寒热并用，苦降辛开，补益脾胃自然化解。

1. 生姜泻心汤治疗食欲不振

食欲不振《内经》中称作"不欲食"，《伤寒论》中称"不欲饮食"。后世医家多有称谓，如纳呆、纳差、不思食等。肝气犯胃、脾胃湿热、胃阴不足、脾胃气弱、脾胃虚寒、脾肾阳虚、伤食等均可引起食欲不振。

[病案举例]

任某，女，46岁，2007年8月诊。

患者食欲不振半年多，平素因情绪紧张，劳心劳力，而致生活极不规律。自觉脘腹痞满，干呕，周身疲乏倦怠，大便溏而不爽，小便黄而短，舌红而边有齿痕，苔黄白而腻，脉濡而略滑。闻及口中有异味，患者虽不见"干噫食臭，腹中雷鸣"之证，但可知其水谷不化，该证主因其纳食差而引起。故处方用生姜泻心汤治其水谷不化之证。

处方：黄连6克，生姜6片（如一元硬币大小），黄芩10克，法半夏10克，干姜4克，甘草6克，西洋参10克，大枣12枚。

方用两剂。服完一剂后，自觉夜间饥饿而不能入睡，食清汤面条后始入睡。两剂后基本如常。

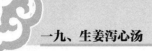

2. 生姜泻心汤治疗泄泻

泄泻亦称为"腹泻"，是指排便的次数增多，粪便稀薄，或泻出如水样。古人将大便溏薄称为"泄"，大便如水注者称为"泻"。在古典医籍中名目繁多，分类不一。在仲景公之《伤寒论》和《金匮要略》中将腹泻称为"利"或"下利"，腹泻完谷不化者称为"下利清谷"。

急性泻泄多因饮食不洁，进食生冷，损伤脾胃；或者是湿热之邪客于肠胃，脾受湿困，邪滞交阻，气机不利，肠胃运化传导功能失常，清浊不分，水谷夹杂而下发生泻泄。而慢性泄泻多因脾胃素虚，久病气虚或外邪迁延日久，脾胃运化失职，水湿内停，清浊不分而下；情志不调，肝失疏泄，横逆乘脾，运化失常，而成泻泄；或肾阳亏虚，命门火衰，不能温煦脾土、腐熟水谷，而致下泄。

[**病案举例**]

岳某，女，42 岁，2007 年 8 月诊。

患者因食用有些变质的西瓜而后腹泻，每日腹泻 4~5 次黄色水样便并略带黏液。心下痞满，脘腹肠鸣而时时作痛，纳差，嗳气，周身乏力，舌黄白而腻，脉弦而滑数。应是中阳不运，水湿内停。

处方：生姜 15 克，干姜 4 克，甘草 10 克，西洋参 10 克，法半夏 10 克，黄芩 10 克，黄连 10 克，大枣 12 枚。

药用一剂，痛泻立止，减黄连为 6 克，又用三剂，诸症皆愈。

二○、大黄黄连泻心汤

　　大黄黄连泻心汤乃仲景公所制，是针对伤寒热痞而作的正治之法。在《伤寒论》154 条中论述的只有两味药，即大黄二两，黄连一两。后世人等觉得应有黄芩，关于此论另论。但是由于仲景公又多述了第 164 条之论，这使得该方在 5 个泻心汤中的地位就突显出来。反复强调的意义何在，这对于惜字如金的仲景公而言，此间深意可想而知。该方与附子泻心汤乃是针对寒热的具体情况而制定，虽有心下之痞证，但是与半夏泻心汤、生姜泻心汤、甘草泻心汤之调和阴阳而治心下痞气有所不同。

　　首先我们来讨论痞的形成。《伤寒论》第 151 条云："脉浮而紧，而复下之，紧反入里，则作痞，按之自濡，但气痞耳。"未言何病，先述其脉，见之脉浮而紧，是为太阳伤寒表实证，当以汗解，而反用下法，致使邪气入里，使脾胃之气受伤，影响脾胃的升降功能，致使气机痞塞，遂成痞证。心下虽然堵闷不舒，然以手按之却柔软无物，说明内无有形之邪，只是脾胃的气机壅滞，故云："但气痞耳"。

　　《伤寒论》第 154 条云："心下痞，按之濡，其脉关上浮者，大黄黄连泻心汤主之。"本条仲景公只举一脉一症，把热痞的病因、病机、病位、病情以及证候特点概括出来，一语道破天机。该条又是以脉论病，"其脉关上浮者"何解，关脉候脾胃，浮脉主阳热，而阳热之脉仅见于关上，只能说明中焦有热。"心下痞"说明痞在心下。心下即胃脘，又称脘腹，为中焦之部位，属脾胃所主。脾为阴脏，其气上升；胃为阳腑，其气主降。心下之位，正是阴阳气机升降之要道，而今邪陷气结，阻滞了气机的上下升降，"心下痞"就此而成。本证虽无实邪，但有热结，热扰于心则可见心烦；热灼而口干、口渴，舌红苔黄；热迫而血动则致成吐血、衄血之恶证。责任却只是伤寒误下，但邪入里后果严重。

讲到大黄黄连泻心汤，不得不讲一讲该方的使用方法，因为这是细节，而细节往往不被重视，但又关乎成败。本来由于该证是伤寒误下而成，大黄、黄连二药苦寒而气味厚重，煎煮之后，多走肠胃而具泻下之功，若取煎煮之法，本因泻下而得，今又泻下，患者何以堪负，后果之严重不言而喻，故此应用该方应切记用滚开的沸水浸泡一会儿，绞汁即饮，取其气，薄其味，利于上部无形之邪热清散。仲景公用药之精妙是我们这些后辈学习的典范。

关于有无"黄芩"的问题。林亿公曾于该方后注，云："臣亿等看详大黄黄连泻心汤，诸本皆二味，又后附子泻心汤，用大黄、黄连、黄芩、附子，恐是前方中亦有黄芩，后但加附子也。故后云附子泻心汤。本云加附子也。"

《千金翼方》注云："此方本有黄芩。"更有以《金匮要略》中泻心汤里有黄芩为证。对此论点鄙人不敢苟同，仲景公并没讲"加附子也"一句，况且只是推断，不能因附子泻心汤中有黄芩而妄下此论，临床实践才是最重要的论证。仲景公乃伤寒大家，严谨的连一句多余的话都不会多讲的人，会犯如此低级的错误？况且临床上只用大黄、黄连二味疗效十分的好，何苦又多黄芩。而黄芩之功用多在肝、肺二经，仲景公不用，也可以作此考虑。我们可以在临床上大胆实践作比较，不用在文字上过多纠缠不清。中医学是一门实践科学，关乎人们的生死健康，怎么治好病才是根本，不能只靠引经据典。

但是由于该证变化莫测，既可单独形成热痞，又因用药不慎"伤寒大下后，复发汗"形成表里同病，热痞与表证同时存在，此证成时若先行论痞，不仅有郁遏表邪之弊，而且有引邪内陷之虑。此时若用"峻汗"之法，不仅伤气，更使热痞加重，甚或变得无法估计后果。

故此，仲景公强调："伤寒大下后，复发汗，心下痞，恶寒者，表未解也。不可攻痞，当先解表，表解乃可攻痞。解表宜桂枝汤，攻痞宜大黄黄连泻心汤。"（《伤寒论》第164条）。伤寒大下后本已误治，下后复汗是为再误。外邪内陷，入里化热滞于中焦，遂成痞，致使气机运行不畅。而复汗不仅使外邪内陷，表证也多有不解之症，今又恶寒，如此表里同病已形成。但此刻因表证误治，虽有热痞，切不可先行攻痞，使邪陷更深，自宜先解表而后攻里。盖本证之形成，源于汗下失序，正气仅在一定程度上受到损伤；故无论原为伤寒或是中风，均应以桂枝汤调和营卫以解表。表解之后，仅存热痞，再用大黄黄连泻心汤泄热消痞。

但是仲景公论述该证是只有里证；而在《伤寒论》第155条中讲："心下痞，而复恶寒汗出者，附子泻心汤主之。"在恶寒的同时未见发热，而同时汗出。阳虚则卫阳不足，温煦失职，故恶寒；开合失司，肌表不固，所以汗出。故亡阳在即，所以加入附子以回阳气。虽说仲景公对证的论述只有三条，既为我们讲述了误治的后果，也提示了杂病形成的机理之一，治病求本，本在何方，其实这就是根源吧。

讨论该方，不能不讲一下清代的唐容川先生，在《血证论》中，先生将该方列为群方之首，对于凡起病急暴，来势凶猛，血出如喷、量多而鲜者多用之。故常用于鼻衄、肌衄、咯血、上消化道出血、子宫出血等症的治疗。不能不说唐容川先生从根本上发展了仲景公的理论，这也是我们学习和领会唐容川先生学说的着眼点。诚如唐容川先生所云："心为君火，化生血液，是以血即火之魄，火即血之魂，火升故血升，火降即血降也。""知血生于火，火主于心，则知泻心即泻火，泻火即止血。"仲景公之大黄黄连泻心汤"渍之"可治无形之邪热痞证，以水煎顿服，可以清泻中焦血中之邪热，直泻血分之火热，以治血中之热盛。由此可见先生才是仲景公的好学生。

1. 大黄黄连泻心汤治疗口疮

口疮包括复发性口疮和口疮性口炎，是口腔黏膜疾病中发病率最高的一种，普通感冒、消化不良、精神紧张抑郁等情况均能引起该病的发生，好发于唇、颊、舌缘等部位，一年四季均可发生。

西医认为该病证与免疫有着很密切的关系。有自身的原因，也有遗传的关系，另外还与一些疾病有关系，比如胃溃疡、十二指肠溃疡、慢性或迁延性肝炎、结肠炎以及偏食、消化不良、发热、睡眠不足、过度疲劳、工作压力大、月经周期的改变等。但该病具有局限性，能在10天左右自愈，也具有周期性、复发性等特点。

中医认为该症与心脾肾有关。分为虚证和实证两类，实证多为心脾积热所致，虚证多由阴虚火旺或气血亏虚所致。心脾积热多因膏粱厚味，醇酒炙煿，心火妄动发之，多伴有口腔内剧烈疼痛，口渴口臭，尿短黄，便秘，舌红，苔黄，脉数。阴虚火旺者多因思烦太甚，多醒少睡，虚火动而发之，溃疡多呈白色的斑点，伴有心烦乏力等症状。

［病案举例］

张某，男，36 岁，2009 年 11 月诊。

患者近一段因天天恣意饮酒而突发口疮，疼痛难忍，不能进食。查其症口干、口渴、口黏口臭、小便黄赤、大便秘结，舌红，苔黄，脉数。

处方：大黄 6 克，黄连 3 克。

上方用开水浸泡 5~6 分钟，适温后去渣，浸入口中 1~2 分钟，缓缓咽下。方用三剂，用药一天半，而愈。

按：舌为心之苗，既然口疮生于口舌之中，而大黄黄连泻心汤又是清心脾之郁火的专方，故用之多效，可使病痛立止。元代朱丹溪在《丹溪心法》中云："口疮服凉药不愈者，因中焦土虚，且不能食，相火冲上无制，用理中汤。"应用理中汤健脾温中，中州健运，谷气上升，元气充沛，脾胃得暖，肾中虚火浮阳得以潜藏，收补土伏火之功，口疮乃愈。一寒一热，似有矛盾。然心火上扰，非苦寒不能制；相火冲上，却是固中州而得藏。简单的口疮一症，同为郁火上扰，但是治法上却大相径庭。

2. 大黄黄连泻心汤治疗酒客病

何谓酒客，是指平素嗜酒之人。酒客病一词出自仲景公之《伤寒论》："若酒客病，不可与桂枝汤，得之则呕，以酒客不喜甘故也"（第 17 条）。

［病案举例］

张某，男，43 岁，2010 年 8 月诊。

患者患酒精肝、肝硬化已 3 年，平常嗜酒如命，其妻像看犯人一样看着他，稍不注意，就会偷偷饮酒。此次又因偷偷饮酒过量，致口苦口干、心中懊恼，胃脘部痞满，肝胆部疼痛，并伴有腹水出现。舌红而紫暗少苔，脉沉弦细滑。

处方：大黄 10 克，黄连 6 克。

另：五苓散。

上方用滚开水浸泡后绞汁，冲五苓散频服，五苓散 10 克，一次连进两剂，其症逐渐消失。又用药一周，肝硬化引起的腹水也逐渐减轻，10 日后腹水尽。患者自觉症状较以前改善许多，又于上方中加葛花，合五苓散，连续用药半年余，该证神奇般地痊愈。

按：大黄黄连泻心汤由于有清泻血分之热的作用，本案中还显现了对肝硬化腹水的治疗作用，在此提出，愿与诸同仁共同研究。

3. 大黄黄连泻心汤治疗心中懊恼

心中懊恼即自觉心中烦热，闷乱不安的症状，由于病位在心胸膈膜之间，故称心中懊恼。心中懊恼，首先于《伤寒论》第76条，栀子豉汤类证。

[病案举例]

范某，女，63岁，2011年11月诊。

患者自述，每至夜间则心中烦闷不堪，手足心热，心中烦热，全身汗出，卧起不安，不能入睡，反反复复有二十余年的病史。其间按五心烦热一证治疗，用中西药无数，但却无明显的效果，为此痛苦异常。诊时除心中烦乱，五心烦热，少气多汗外，还症见口干口苦，倦怠乏力，喜食寒凉，舌红少苔，脉弦而数大。

处方：大黄10克，黄连6克，竹叶10克，芡实15克，莲子心10克，西洋参10克。

上方用开水泡当茶饮，用药一周后，其症若无。又连续饮用一个月左右，该症愈。

按：心者，在液为汗。而患者舌红少苔，心烦失眠，五心烦热而汗出，心火内盛也，大黄黄连泻心汤既泻心中之烦热痞闷，又泻血中之郁火，故在临床上对心火内盛者用之。

二一、附子泻心汤

附子泻心汤，出自于《伤寒论》，原文第155条，云："心下痞，而复恶寒汗出者，附子泻心汤主之。"本条承接第154条而言心下痞，并用大黄黄连泻心汤加附子治疗，说明其基本病机仍属于无形邪热郁滞心下。然"心下痞"而复见恶寒汗出，若有发热，当属中风表虚证。今不见发热，说明并非表证不解，而是阳气虚，卫外不固所致。夫太阳之根柢在于下焦水腑，而见此上热下寒之证，寒热并用，表里同治，可见先圣之良苦用心了。

该方寒热补泻并投，也是不得已而为之。由于卫阳根源于肾，而出于上焦，以温分肉，充皮肤，肥腠理，司开合，卫外而为固。今由于"伤寒大下后，复发汗"致使阳气虚，而卫外不固。阳虚则卫阳不固，温煦失职，故恶寒，开合失司，肌表不固，所以汗出。临床上可见之症如上半身身热汗出，腰以下恶风之上热下寒者；老人阳虚而食积不化，热郁于中，外见面白肢冷者；痢久脾胃阳虚而湿热尚存者；寒热不和致胁下痞结者；身热烦躁，二便自利，脉洪无力，按之明显衰减者等，用本方治之每获良效。徐灵胎对该方证讲得好啊，先生说："此条不过二语，而妙理无穷。前条发汗之后恶寒，则用桂枝；此条汗出恶寒，则用附子。盖发汗之后，汗已止而犹恶寒，乃表邪未尽，故先用桂枝，以去表邪，此恶寒而仍汗出，则亡阳在即，故加入附子以回阳气，又彼先后分二方，此并一方者何也？盖彼有表复有里，此则只有里病，故有分有合也。"

根据林亿《千金翼方》之注，本方即大黄黄连泻心汤加附子。方中用大黄、黄连、黄芩之苦寒，以沸汤浸渍，少顷绞去滓，取其味薄气轻，以清上部之邪热，达到消痞的目的，附子久煎别煮取汁，使辛热之重汁易于下降，温经扶阳以固表。是以如此寒热殊异之药，浑合为剂，服之热不妨寒，寒不妨热，分途施治，同时奏功，此不但有用药之妙的慧心，又有神鬼不测的妙算。

尤在泾对本方的治疗作用及煎煮服法作了科学的分析："按此证，邪热有余而正阳不足，设治邪而遗正，则恶寒益甚，若补阳而遗热，则痞满愈增。此方寒热补泻并投互治，诚不得已之苦心，然使无法以制之，鲜不混而无功矣。方以麻沸汤渍寒药，别煮附子取汁，合和与服，则寒热异其气，生熟异其性，药虽同行，而功则各奏，乃先圣之妙用也。"

附子泻心汤治疗上热下寒

上热下寒一证，非常复杂，历代医家论述很多，但见解不一。如成无己曰："此伤寒邪气传里，而为下寒上热也。"尤在泾认为："此上中下三焦俱病，而其端实在胃中，邪气即寒淫之气。"程知指出："阴邪在腹，则阳不得入而和阴，为腹痛；阳邪在上，则阴不得入而和阳，为欲呕逆。"各家所见不尽相同，但其总病机总不外乎上热下寒，寒热互阻。

在临床上立法用药，需要与类证相互鉴别，不可一见上热下寒便主观臆断，误己害人。其类证应注意寒热互结痞证与上热下寒证鉴别；阳明腑实证与上热下寒证相鉴别；太阳少阳合病证与上热下寒证相鉴别；少阳兼里实证与上热下寒证相鉴别；脾虚寒湿证与上热下寒证相鉴别；少阴阳虚阴盛证与上热下寒证相兼别；少阴阴盛格阳证与上热下寒证相鉴别；少阴阳虚水泛证与上热下寒证相鉴别；等等。这一切证型中，可能都存在上热下寒证的病机，立方用药应遵循仲景公之"观其脉证，知犯何逆，随证治之。"在临床上灵活应用，随证化裁，没有万病一方的灵丹妙药。总体来讲，上热下寒一证是由热邪在上，寒邪在下，致使阴阳不交，升降失常引起的。

[病案举例]

阴某，男，54 岁，2008 年 7 月诊。

患者由于感冒后，时时觉腰背部如有风吹，心烦而胸闷不适，胃纳呆，动则汗出，饭后汗出更加明显，气虚乏力，经常患口疮，脉象弦滑略数，舌红而淡胖。应是心下痞而上热下寒之证，遂用附子泻心汤调理。

处方：附子 10 克（煎浓汁 1 个小时），黄连 6 克，黄芩 10 克，大黄 6 克（上 3 药用滚开水取汁）。

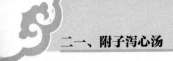

用药三剂，前症若失，又用四君子、异功散调理一个月后愈。

按：《伤寒论译释》说此汤治上热下寒之证，确实有理，三黄略浸即绞去滓，但取轻清之气，以去上焦之热，附子煮取浓汁，以治下焦之寒，是上用凉而下用温，上行泻而下行补，泻其轻而补其重，制度之妙，全在神明运转之中，是必阳热结于上，阴寒结于下用之，乃为的对。

二二、甘草泻心汤

　　甘草泻心汤出自于仲景公之《伤寒论》第158条："伤寒中风，医反下之，其人下利日数十行，谷不化，腹中雷鸣，心下痞鞭而满，干呕，心烦不得安。医见心下痞，谓病不尽，复下之，其痞益甚。此非结热，但以胃中虚，客气上逆，故使鞭也。甘草泻心汤主之。"无论伤寒或中风，本是表证，当治之以解表，反用攻下之法，使表邪内陷而虚其脾胃。脾胃气虚必致运化失职，饮食水谷不得消化而下注，日数十行且完谷不化，肠鸣而腹中如雷。脾胃不和则升降失常，气机痞塞，寒热错杂，故心下痞硬而满，干呕，心烦不得安共见。心烦者，火热扰于上也；下利者，水寒注于下也。而医见心下痞硬而满，认为是里有实邪而"病不尽"也，遂又用下法，导致脾胃更虚，中焦升降之力更弱，心下痞硬不仅不除，反而加重了病情，为了更加明确这个问题，仲景公又明确指出："此非结热，但以胃中虚，客气上逆，故使鞭也"。该证还是由于脾胃气虚，邪气内陷，气机痞塞，胃气上逆所致，并非是实热内结的原因，故治以甘草泻心汤之法。

　　甘草汤心汤中没有用人参，但前辈林亿以充分的论据证明应该是有人参的，应当是在后人整理的过程中脱漏，而后世医家也基本上赞同这个观点。本方是半夏泻心汤加重甘草而成，甘草炙过，增其甘温之性，补中州之虚弱，缓客气之逆；得人参、大枣之辅佐，则补中益气之力更增。诸药协同，寒温并用，使脾胃之气得复，升降调和，阴阳通达，进而收消痞止利的功效。

　　该方在《金匮要略》中又被用于治疗"狐惑病"，原文："狐惑之为病，状若伤寒，默默欲眠，目不得闭，卧起不安，蚀于喉为惑，蚀于阴为狐，不

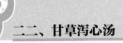

欲饮食，恶闻食臭，其面目乍赤、乍黑、乍白。蚀于上部则声喝，甘草泻心汤主之"。在该方中是用甘草清解热毒，合黄连、黄芩化湿解毒。一炙一生用，妙理无穷，所治疾病也不尽相同。

在《伤寒论》中作为君药，以甘草冠名的处方有 5 个，和甘草搭配的方就太多了。可见仲景公对甘草是十分偏爱的，而甘草诸方的疗效也是惊人的。现在由于药越开越多，对于甘草为君的方药，很少应用，只是作为调和百药的使药。然而甘草由于其应用的历史悠久，是我国传统的大宗中药材，在国内外享有盛名。在我国应用的历史可以追溯到两千年前，《神农本草经》就将其列为上品，云其能"主五脏六腑之寒热邪气，坚筋骨，长肌肉，倍气力，治金疮毒，解毒"。南北朝医学家陶弘景将甘草尊为"国老"，"国老"即"帝师"，并言"此草最为众药之王，经方少有不用者"。李时珍也在《本草纲目》中记载："诸药中甘草为君，治七十二种乳石之毒，解一千二百般草木毒，调和众药有功，故有国老之号"。

甘草炙过之后，有补益中气的作用，还可以止咳平喘，广泛应用于痈、疽、疮、疡、咽喉肿痛的病证，可以外敷内服。对于胃痛、腹痛以及腓肠肌挛急疼痛证，又有良好的止痛作用，还可以调和某些药物的烈性，缓解其对于人体的刺激。并且可以调和诸药，以增其药性的发挥。此外，还有利尿的作用，故在治疗泌尿系统感染疾病中经常使用。

由于甘草广泛而又良好的作用，故使得甘草泻心汤较半夏泻心汤和生姜泻心汤补中调虚的作用更强，而根据《金匮要略》用本方治疗狐惑病的论述，后世医家亦将之广泛用于治疗各种皮肤黏膜糜烂或溃疡病证，白塞综合征，淋病、尖锐湿疣，口腔溃疡，慢性咽炎，药物过敏反应等，而其应用的关键是辨证属脾胃气虚而兼湿热郁滞者。

甘草泻心汤治疗白塞综合征

白塞综合征是一组多种因素综合作用下导致的全身性、慢性、血管炎性疾病，属自身免疫性疾病，在临床上以口腔溃疡、生殖器溃疡、眼炎及皮肤损害为主要表现，因此医学上又称为口-眼-生殖器综合征，或又称为三联症。

两千年前张仲景在《金匮要略》中所记述的"狐惑病"，治以甘草泻心汤，描述的应该就是白塞综合征。西医目前还是搞不清楚到底是什么原因，天才的先圣仲景公用"百草之王"的甘草为君清解百毒，并且在清解中不忘补虚，一举两得，"任尔千般毒，我自一剑除。"所以在对该证的施治中，关键是甘草的剂量一定得大。

[病案举例]

郁某，女，35 岁，2013 年 8 月诊。

患者口腔溃疡及外阴溃疡一年余，被多家医院诊为白塞综合征。曾用激素泼尼松，又服用维生素 B、维生素 C，又用环磷酰胺或硫唑嘌呤等治疗，有一定的疗效，但过不多久就又开始患病。又用中药清热解毒、燥湿祛风等方法治疗，疗效也是时好时坏，诊时见大小阴唇内侧、前庭黏膜及阴道口周围多处溃疡，疼痛并伴瘙痒，于外阴周围经常抓挠以致伤痕斑斑，外阴左侧已开始萎缩，并伴有发热症状，胃纳一般，眠可，舌红而黄略腻，脉象弦滑。

处方：甘草 60 克，西洋参 10 克，半夏 15 克，黄连 6 克，黄芩 10 克，干姜 4 克，五倍子 10 克，白蒺藜 30 克，丹参 30 克，生地 30 克，金银花 15 克，连翘 15 克，当归 10 克，赤芍 15 克，生石膏 60 克。

外用洗液方：苦参 30 克，黄柏 30 克，甘草 30 克，五倍子 30 克，槟榔 30 克。

上方各用七剂，嘱其早晚除服药外，用煎好的洗液，加水加热后，各熏洗一次。用药后，瘙痒明显减轻。复诊时外阴溃疡已基本愈合，又前后治疗半年，患者愈。

按：运用甘草泻心汤治疗白塞综合征，是基于仲景公《金匮要略·百合孤惑阴阳毒病证治》第 10 条："狐惑之为病，状如伤寒，默默欲眠，目不得闭，卧起不安，蚀于喉为惑，蚀于阴为狐……甘草泻心汤主之"。白塞综合征的中心证候是口、眼、前后二阴溃疡及皮肤、黏膜损害，其中口糜见于所有患者，其次以前阴溃疡为多见。应当说明的是，本例只是口腔、前阴溃疡，适于甘草泻心汤加减治疗，而白塞综合征尚有眼、皮肤、血管、消化道等病变者，应依据证候特点用药，不能仅用甘草泻心汤，宜注意。

二三、旋覆代赭汤

　　旋覆代赭汤出自《伤寒论》第161条:"伤寒发汗,若吐、若下,解后,心下痞鞕,噫气不除者,旋覆代赭汤主之。"是针对汗不得法,或者是由于吐、下之误,虽表证已解,但是伤害了脾胃气机,胃虚气逆,升降失和而形成的"痰气痞"而制订的。

　　本方降逆之效,世所公认。对于该方的理解,刘渡舟先生将本方与生姜泻心汤做对比分析,考证方源,决断仲景公之心意,甚为精当,在此不想多述,录供诸君参考:"旋覆代赭汤方,于生姜泻心汤方中去干姜、芩、连三味,加旋覆花、代赭二味。如以方测证,则旋覆代赭汤无腹中雷鸣下利,而其逆上之气则较泻心汤证为甚。惟于扶持中气,宣化胃阳,如人参、半夏、甘草、大枣、生姜二方皆用,是知生姜泻心汤之心下痞硬、干噫食臭,为由于寒热之互结;旋覆代赭汤之心下痞硬、噫气不除为由于虚气上逆。无寒热,故不用干姜、芩、连;有虚气,故用旋覆、代赭以降逆,而参夏草枣所以益中虚也。"不难理解旋覆代赭汤是由于痰气交作致使嗳气频作,心下痞硬。

　　何谓噫气?《灵枢·口问》曰:"寒气客于胃,厥逆从下上散,复出于胃,故为噫。"故仲景公于《伤寒论》中称为噫气。现今人们又称之为"嗳气",是由胃中气体上出咽喉所出的声响,像"打饱嗝"一样,其声冗长而缓,与短促冲击有声的呃逆不同,应当是胃肠自我调节的一种功能。根据声响,也可以作为临床辨证的参考。嗳气声频作响亮,气后脘腹胀减,发作因情志变化而增减者,多为肝气犯胃;气声低沉而继续,无酸腐气味,兼见纳呆少食者,多为胃虚气逆;嗳气频作,无酸腐气味,兼见脘腹不舒者,多因寒邪客胃。而旋覆代赭汤大多适用于痰饮内阻胃虚上逆所引起的痰气痞。

罗东逸认为："仲景此方，治正虚不归元，而承领上下之圣方也。盖发汗吐下解表后，邪虽去，而胃气之亏损亦多，胃气既亏，三焦因之失职，阳无所归而不升，阴无所纳而不降，是以浊邪留滞，伏饮为逆，故心下痞硬，噫气不除。方中以人参、甘草养正补虚，姜枣和脾养胃，所以安定中州者至矣。更以代赭石得土气之甘而沉者，使之敛浮镇逆，领人参以归气于下，旋覆之辛而润者，用之开肺涤饮，佐半夏以蠲痰饮于上。苟非二物承领上下，则何能使噫气不除者消，心下硬自除乎？观仲景治下焦水气上凌，振振欲擗地者，用真武汤镇之；利在下焦者，下元不守，用赤石脂禹余粮固之。此胃虚在中，气不得下，复用此法领之，而胸中转否为泰。其为归元固下之法，各极其妙如此。"对该方方义的理解，罗东逸领会得更为深刻。

与此解不同的是柯琴对旋覆代赭汤的注解："伤寒者，寒伤心也。既发汗复吐下之，心气太虚，表寒乘虚而结于心下，心气不得降而上出于声，君主出亡之象也。噫者伤痛声，不言声而曰气者，气随声而见于外也。"李培生先生对此论作注解时，认为柯先生过于拘泥于"心"字为解，与医理不合，与病情不符，是不可从。

方中代赭石为重镇之品，用量殊轻，张锡纯认为本品乃方中主要药物，最少也当用至人参剂量的3倍。据古今临床实践，重用代赭石，有时亦可取得意外之效。张公的参赭培气汤是本方去生姜、甘草、大枣，加知母、麦冬、当归、苏蓉、柿饼霜而成；镇逆汤是本方去旋覆花、甘草、大枣，加青黛、白芍、龙胆草、吴茱萸而成。且不论该方加减后能否治胃虚上逆之痰气痞，就此方而论，还是否是旋覆代赭汤？刘渡舟先生认为："代赭能镇肝逆，使气下降，但用至30克则直驱下焦，反掣生姜、半夏之肘，而于中焦之痞无功，故减其剂量则获效。可见经方之药量亦不可不讲究也。"

旋覆代赭汤治疗嗳气

胃为水谷之海，无物不受，若因饮食不调，起居不时，致脾胃阴阳不和，脾之清阳不升，胃之浊阴不降，或胃中生痰生火，或脾胃虚衰，致使胃气上逆而为嗳气。致使嗳气的病源，首先是由于饮食不节，其次是外伤于寒，老人们常讲的"肚子里灌进风去了"，也就是寒气客于胃，这种情况一可成嗳气，二可成呃逆；还有就是情志劳伤，肝木横克脾胃，肝气乘胃也可以形成嗳气。由于病因的不同，所以在治法上也不尽相同。加减变化，辨证施治。

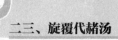

[病案举例]

原某，男，42岁，2013年11月诊。

患者嗳气频作一个月，由于中秋节后，食用了变质的西瓜，吐泻3天，后用西药消炎抗菌治疗后，吐泻基本痊愈。仍觉胃脘部痞满不适，嗳气频频，咽部也因时时嗳气而不适，舌淡黄而略腻，脉弦而细弱。应是脾胃虚弱，痰湿内阻。

处方：旋覆花15克，西洋参10克，生姜5片（如铜钱大小），代赭石6克，甘草12克，半夏10克，大枣12枚，黄连2克。

方用3剂，其症若失。后又用四君子汤调理3剂而愈。

按：仲景公在制定该方时生姜用了三两，主要是因为饮与气搏于心下，重用生姜辟秽浊，散水气之功效，非生姜而不能开散。而代赭石只用一两，主因是代赭石重着之力可镇肝逆，使气下降，重用则直驱下焦，而非去解中脘之痞满，反掣生姜、半夏之肘，对于中焦之痞则劳而无功。

二四、甘草汤、桔梗汤

甘草汤、桔梗汤出自仲景公之《伤寒论》，原文："少阴病，二三日，咽痛者，可与甘草汤。不差，与桔梗汤。"放到一起来学习，主要是因为仲景公也是把这两个处方放到一起来治疗咽痛症。而咽痛症之所以属少阴，主要是因为少阴经脉循喉咙，挟舌本。但是由于种种的原因，除了在民间人们愿意用甘草或者是甘草和桔梗来治疗一些病，在临床却鲜用。究其原因是该药无效了吗？应该不会的，只有广大人们喜爱的方药才是最有效的临床方药，这一点任谁也不会否认，那是为什么呢？仲景公苦心孤诣地提出的两方，不仅仅出现在《伤寒论》中，在《金匮要略》中也反复使用，并且又更名排脓汤。况且历代医家也代有发展，而到如今却置之于不屑。那么甘草汤和桔梗汤真的那么普通吗？

首先谈谈甘草，也谈谈甘草汤。甘草之治，可谓广矣。甘草是临床上应用广泛的一种药物。其性味甘平，益气和中而清解热毒，祛痰止咳而有缓急止痛之功。在临床上广泛用于治疗心腹胀满、不思饮食、肠鸣泄泻、呕吐哕逆、气喘咳嗽、痈疽疮疡和腹中挛急疼痛等诸多病症。现代医学领域还用于治疗胃和十二指肠溃疡、肝炎、肺结核、血小板减少性紫癜、血栓性静脉炎、疟疾等病。

桔梗在《神农本草经》中就有记载："味辛，微温。主治胸胁痛如刀刺，腹满，肠鸣幽幽，惊恐悸气"。李时珍在其《本草纲目》中讲："朱肱《活人书》治胸中痞满不痛，用桔梗、枳壳，取其通肺利膈下气也。仲景治寒邪结胸，用桔梗、贝母、巴豆，取其温中消谷破积也。"而在《本草蒙筌》中曰：

"开胸膈除上气壅，清头目散表寒邪。驱胁下刺疼，通鼻中窒塞。咽喉肿痛急觅，中恶蛊毒当求。逐肺热住咳下痰，治肺痈排脓养血。仍消恚怒，尤却怔忡。又与国老甘草并行，同为舟楫之剂。载诸药不致下坠，引将军大黄可使上升。解小儿惊痫，开提男子血气。"可以看出除了一般意义上认为的宣肺、祛痰、利咽、排脓的作用外，桔梗还有理气、活血、清食、安神的作用。认识桔梗的功效对于理解桔梗在方剂中的作用非常重要。

少阴经脉循喉咙，客热中于少阴经脉，因而发生咽痛。但肾阴未虚，热亦不甚，咽部只有轻微的红肿疼痛，所以只用一味生甘草为方，清解客热。如果服后咽痛未除，可再加桔梗以开肺利咽。甘草生用可清解热毒，故能治客热咽痛，佐以桔梗辛开散结，更可提高疗效。桔梗汤，后世名甘桔汤，为治疗咽喉痛的基本方，治疗咽喉痛诸方大多用此方加味而成。在《金匮要略》中加生姜、大枣称为排脓汤，《太平惠民和剂局方》中称其为如圣汤，再加上诃子，三味均生熟各半，名叫铁叫子如圣汤，主治风犯肺失音等症。

1. 甘草汤治疗咽喉痛

咽喉痛是一种最常见的病症，仲景公在其名著《伤寒论》每一经证中都提到了咽喉痛。咽喉痛一证，主要是由于风、火、痰、虚四个方面的原因。咽喉为肺胃之门户，无论风寒或风热来袭，首当其冲的是咽喉。属风寒咽痛常伴有鼻塞、喷嚏、清涕、咳嗽痰稀、发热无汗等症；而风热咽痛多有发热汗出、头痛、恶风等症。此外湿热咽痛由于脾胃失运，湿热内蕴于中焦诱发；气机不利，郁火咽痛属"喉痹"急症，由于会厌部水肿，会引起吞咽困难，呼吸急促的症状。虚证咽痛多因阴虚津伤，虚火上炎，蒸灼咽喉而致。

[病案举例]

成某，男，49岁，2012年11月诊。

患者反复性咽喉痛十余年。由于工作因素讲话过多，时感咽部干燥，并伴有灼热感，开始时疼痛比较轻微，随后疼痛逐渐加剧，吞咽食物时疼痛感明显加重，查其咽部红而充血明显，咽喉部周围伴有分泌物，声音嘶哑而颈项不适感明显。

处方：生甘草18克。

上方3剂，浓煎后频饮，两日后其症愈。又嘱其每日10克生甘草，开水泡后当茶饮，有时与茶同泡而饮，反复发作的咽喉痛渐渐而愈。

按：少阴经脉循喉咙，客热中于少阴经脉，因而发生咽痛，所以仲景公只用甘草一味为方，来清解客热。

2. 桔梗汤治疗牙周脓肿

牙周脓肿由于反复急性发作，疼痛似刀割火烧般的，使人无法忍受，属于临床上的急症。中医学认为本病病位在牙龈，病变脏腑与肾、脾、胃有关。

[病案举例]

栗某，男，45岁，2012年9日诊。

患者因心情不畅而突然牙痛。开始牙龈如半球状肿胀突起，红肿光亮，疼痛如刀割，时常用冰块冷敷，但痛不止。服用各种止疼药，但是仍不能止痛，可谓是痛不欲生。查其舌红而黄腻，脉滑数，大便两日未解。故认为是胃火炽盛而引起。

处方：甘草50克，桔梗24克，大黄10克，蝉衣10克，姜黄10克，僵蚕10克，白芷10克。

方用4剂，两剂并煎，每4小时喝一次，两日后疼痛明显减轻，检查时轻压牙龈有脓液流出，红脓明显清退。继服3剂，脓消而痛止。

按：桔梗具有清解热毒排脓作用，牙周脓肿皆因胃火上蒸，其热循经，熏蒸牙龈，伤及龈肉血络而生脓肿。桔梗和甘草同为舟楫，引将军诸药上行共奏清解热毒之功。仲景的排脓汤与排脓散均用桔梗。桔梗汤与排脓汤的组成，均有桔梗与甘草，但用量不同。桔梗汤重用甘草，排脓汤重用桔梗，故桔梗汤重在解毒，排脓汤则重在排脓。而排脓汤与排脓散都适用于疮痈。从药物组成看，排脓汤还调和营卫，养胃扶正以祛邪，故以治肺胃之痈为主；而排脓散还有破滞气之功，则以胃肠痈为主。

二五、甘草附子汤

甘草附子汤证出仲景公之《伤寒论》第 175 条，原文："风湿相搏，骨节疼烦，掣痛不得屈伸，近之则痛剧，汗出短气，小便不利，恶风不欲去衣，或身微肿者，甘草附子汤主之。"此方古今医家注者颇多，但意见不甚统一，刘渡舟先生在临床实践中，运用该方治验许多，从理论上对该方进行了提炼，见识非凡。

《内经》曰："风、寒、湿三气杂至，合而为痹也。"寒邪搏于外，凝滞而收引，致使经脉不得通，关节烦疼，掣痛；湿邪黏腻，无阳而不化，滞留于关节之间，故关节难以屈伸；风湿在外，营卫失调，卫阳不固，故而汗出，汗出肌疏，卫阳失温，故恶风而不欲去衣。寒多为痛，阳遭阴而为烦，寒湿相搏，仲景公故曰："骨节烦疼"，湿邪郁阻；脾气不能上输，肺气不能下达，膀胱之液不藏，故上则表现为呼吸短气，下则表现为小便不利。风寒湿三邪互相搏结，经脉气血阻滞，关节已然"烦疼、掣痛"，故"近之则痛剧"不言而喻，湿邪溢于肌肤，阳虚不固，则身微肿是可以想到的。

《医宗金鉴·订正伤寒论注》中曰："风湿相搏，骨节疼烦，重著不能转侧，湿胜风也。掣痛不可屈伸，风胜湿也。今掣痛不可屈伸，近之则痛剧，汗出、短气、恶风不欲去衣，皆风邪壅盛，伤肌表也。小便不利，湿内蓄也。身微肿者，湿外搏也。以甘草附子汤微汗之，祛风为主，除湿次之也。"

章虚谷曰："此脾胃营卫皆虚，而阴邪痹结也。寒胜为痛痹，风胜为行痹，湿邪凝滞风寒而成。烦疼掣痛者，风也；不得屈伸，近之痛剧者，寒也；汗出而邪不去，恶风不欲去衣，营卫虚极矣。短气，小便不利，身微肿者，脾肾两虚，三焦气化无权，升降不利也。表里皆虚，邪痹不出，故以术、附、甘草大补脾肾之阳，而佐以桂枝通经脉，不散其邪而风寒湿自去矣。"

刘渡舟先生认为《医宗金鉴》过分拘于条文中"风湿"二字，认为本方是祛风湿之邪的汗剂。而章虚谷认为本方证是脾肾两虚，营卫虚极，表里皆虚，故该方是大补脾肾之阳之剂，认为不必散邪而寒湿自去。并以尤在泾之论为佐："云得微汗则解者，非正发汗也，阳复而阴自解耳。"

"祛风祛湿"和"大补脾肾之阳"均有借鉴参考的价值。仲景公为我们详尽描述了该证，并附之以方，明确指出了该证的特征。

首先如何调风湿？仲景公曰："病者一身尽疼，发热，日晡所剧者，名风湿。"日晡而阳气衰，阴气盛，湿为阴邪，故其时主也。再而仲景公曰："风湿相搏，一身尽疼痛，法当汗出而解。值天阴雨不止，医云此可发汗。汗之病不愈者，何也？盖发其汗，汗大出者，但风气去，湿气在，是故不愈也。若治风湿者，发其汗，但微微似欲出汗者，风湿俱去也。"阳气虚而风湿重，如何发汗是对风湿寒湿为邪作乱治疗的关键，汗出太过则风去而湿留，故断不可使汗大出。

该方共四味药，用桂枝祛风通阳，炮附子温经散寒而止痛，白术燥湿，甘草补中。药物虽少，但蕴含妙义。附子合白术，而有术附汤之义，用以扶阳气而祛寒邪，故能治身体痛、骨节痛。桂枝伍甘草，又有了桂枝甘草汤之义，用以振奋心阳，而治短气与小便不利。而白术与桂、附为伍，温补脾肾，则温阳化气燥湿止痛之功尤著，加此则寒湿得去而疼痛自解。

甘草附子汤治疗风湿性关节炎

风湿性关节炎在中医学中称为风湿痹，认为是由于风寒湿邪为主的外邪入侵，闭阻关节经络，气血运行不畅，以全身关节呈游走性红、肿、重着、疼痛为主要临床表现。

风邪随季节变化而行，气虚之时，风邪随虚而生，善行数变，无所留止，随其所致，疼痛常罹患各个关节，游走不定。寒邪痹阻，疼痛较甚，但因寒邪入经稽留而不行，必痛有定处。湿邪疼痛重着不移，酸楚麻木，多汗而困重倦怠。但临床上三者经常杂糅而至，或者两两相行。故在治疗上，风邪法当祛风；寒邪为害，温经散寒，释其寒凝，辛温补火；湿邪为患，驱寒除湿。另外气血亏虚不能濡养经脉，也可致关节疼痛；肝主筋，肾主骨，肝肾亏虚，筋骨失养，临床上可表现为筋骨迟缓或拘急酸痛。风湿性关节炎外因主要是

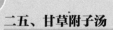

风寒湿热，内因多与气血亏虚、肝肾亏虚、瘀血阻滞、痰饮不化有关，所以必须从病因、疼痛性质进行鉴别诊断辨证论治。

[病案举例]

张某，女，46 岁，2009 年 10 月诊。

患者自述一个月前因患感冒、扁桃体炎、上呼吸道感染而用抗生素输液治疗 10 余天，其症大部已愈。但是仍觉乏力，全身关节疼痛。经某医院诊查，被诊断为风湿性关节炎。用西药治疗一周，但效果不明显，疼痛仍不止，无奈决定放弃西药，请中医治疗。诊时双下肢移动缓慢，坐下后呼吸短促，汗出明显，畏风而穿几件厚衣服，按压膝关节处，轻轻一触则痛不可忍，下肢按压凹痕明显，小便黄而味重，大便不爽，舌腻而肥大，脉浮而略滑。

处方：附子 10 克，白术 10 克，甘草 10 克，桂枝 20 克。

用方三剂，嘱其先煮附子 40 分钟，再纳余药。三剂后其症若失，但咽喉不适疼痛明显，认为是扁桃体炎没有完全治愈的症状，故加桔梗 30 克、姜黄 10 克为治，其症果愈。后又治疗 2 周，其症愈。

按：不得不惊叹于仲景公论证的精当，该患者症状与原文几乎一模一样。记得恩师陈瑞春先生在世时讲过，该方不需要怀疑疗效，只要对症，疗效是惊人的。现代社会经常传闻，这秘方、那秘方，如果真正有秘方的话，那只有仲景公之方堪称为秘方。经方是不可以随意增减的，之所以称为经方，就是因为其良好的疗效已被历代医家所证实。

二六、黄　连　汤

　　在仲景公《伤寒论》中，有治疗"痞满"的一组方剂，组织严密的、配伍灵活简洁，在临床中应用广泛，疗效良好，然而将黄连汤也归于这一类方中，总有一些似是而非感觉。仲景公自是无法开言，而后来者又随心而定，将该方也归纳为泻心汤类。当然因为其在临床表现上极为相似，也是可以理解的。黄连汤乃半夏泻心汤去黄芩加桂枝而成，这其中的原由想来仲景公该有深意。许多的医家也悟出了仲景公用该方的和解之意，寓意类似小柴胡汤，只是归经的不同。柴胡证与泻心汤证所表达的侧重当然也就远了。一则少阳，一则阳明。柯琴在《伤寒来苏集》中对这一点好像讲得更明确一点。

　　《伤寒论》第 173 条曰："伤寒胸中有热，胃中有邪气，腹中痛，欲呕吐者，黄连汤主之。"柯琴语："此热不发于表而在胸中，是未伤寒前所蓄之热也。邪气者即寒气。夫阳受气于胸中，胸中有热，上形头面，故寒邪从胁入胃……今胃中寒邪阻隔，胸中之热不得降，故上炎作呕；胃脘之阳不外散，故腹中痛也。热不在表，故不发热；寒不在表，故不恶寒。胸中为里之表，腹中为里之里。此病在焦府之半表里，非形躯之半表里也。往来寒热者，此邪由颊入经，病在形身之半表里。如五六日而胸胁苦满，心烦喜呕，此伤于寒而转为热，非素有之热。或腹中痛者，是寒邪自胸入腹，与此由胁入胸胃不同……此亦柴胡加减方也。表无热，腹中痛，故不用柴、芩……此与泻心汤大同，而不名泻心者；以胸中素有之热，而非寒热相结于心下也。看其君臣更换处，大有分寸。"

　　根据柯琴的论述，可以明白两个观点，首先此热是伤于寒而转为热；二则寒邪是从胁入胃。具有柴胡经证的特点，故归于少阳也不难理解。在《伤寒论》教材中认为"胸中"指胃脘以上，连及胸膈；而"胃中"指胃脘以下，包括脾与肠。故"胸中""胃中"只是指部位的高下，即上热下寒之证。由于寒热互阻，热壅则胃气上逆而为呕吐，寒邪阻脾则腹痛。故方中重用黄连苦寒，以清在上之热；干姜辛温，以温在下之寒；桂枝宣通阴阳，以解寒热之阻隔；半夏和胃，降逆止呕；更以人参、甘草、大枣甘温补中，恢复中焦升降之机。

现代临床常用该方治疗急性胃肠炎、急慢性胃炎、消化性胃溃疡等，又用本方治疗急慢性胰腺炎、急慢性肠道感染。除辨识主症、病机外，"木邪犯土"是该方的主要证候。

1. 黄连汤治疗溃疡性结肠炎

溃疡性结肠炎主要的临床表现为腹痛腹泻和黏液血便，我国近30年来研究的较多。但是由于国内外的西医也没有什么治疗上的进展，既搞不清明确的病因，又没有什么有效的根治手段，只能是基于感染、遗传、精神、过敏，以及自身免疫等因素的认识，使得该病迁延日久，反复发作，不断加重，经久不愈，并有一定的癌变率等，故而寻求有效疗法显得日益紧迫起来。

早在《黄帝内经》中就有关于"肠澼"的记载，详列了其证"便血""下白沫""下脓血"等，并提出以脉象来观测预后。《金匮要略》中白头翁汤和桃花汤的清肠解毒、温涩固下之法，对后世有很大影响。朱丹溪提出"壮实初病宜下，虚弱衰老久病宜升"，明李中梓又提出，新感而实者，可以通因通用；久病而虚者，可以塞因塞用。

中医对于病证的认识，首先是根据临床症状而提出相应的治疗方案，绝不可无的放矢凭空想象。刘渡舟先生在治疗非特异性溃疡性结肠炎时，根据其临证经验，认为该证是"上有热，下有寒，寒热阻拒，阴阳不交，影响肠胃的消化、传导功能，而见腹痛、下利、呕吐、口渴之症。治以黄连汤清上热，温下寒，交通上下阴阳，实为正治之法耳。"有医曾问我，你的中药汤汤水水的能止血而补漏吗？我告诉他，汤汤水水是在于调动人体本身的调节作用而止血。而对于该证的认识在于"焦府中的半表里"，和解之法运用得当，刘老已给我们开启了新的思想，治疗得法与否在于对该病证的临证理解，笔者曾用该方加入丹参饮子治疗过多例慢性溃疡性结肠炎和慢性胆囊炎、胰腺炎等病证。

[病案举例]

张某，女，34 岁，2007 年 7 月诊。

患者患下利数年，被北京多家医院诊为"慢性非特异性溃疡性结肠炎"。长年服用柳氮磺胺吡啶、泼尼松等西药；中药多用白头翁汤、痛泻要方、参苓白术散等；又用中药煎剂保留灌肠等方法，但疗效不佳。诊时腹中冷痛，时用热水袋抱于腹中，体倦神乏，面热而潮红，每日下利数行，里急后重，腹中绞痛，带有明显的黏液和脓血。双胁酸重不适，胸闷气短，舌尖红而苔腻黄染，脉沉而弦细涩。辨为上热下寒互结于焦府之间。故用黄连汤和丹参饮子加减。

处方：黄连 10 克，桂枝 15 克，半夏 18 克，干姜 15 克，西洋参 10 克，甘草 6 克，焦山楂 18 克，鸡内金 12 克，槟榔 8 克，丹参 30 克，檀香 6 克，砂仁 10 克，藿香 15 克，大枣 12 枚，细辛 3 克。

方用五剂，腹痛下利明显减轻，但胁痛明显，于上方中加柴胡 12 克又进五剂，前后治疗 3 个月，愈。

按：患者胁部酸重不适，可知邪从胁直接入于腑，致使寒邪留于胃中，隔热于胸中。胸中有热，郁热而成邪壅于上；胃中有邪气，是指寒邪留于胃中，寒邪驱于下；故而形成了寒热互阻的局面，寒邪伏胃，热壅于上则逆而为呕，寒阻于脾胃之间而为腹痛。故仲景公合干姜、桂枝之力以化寒邪，黄连涩肠而止利，和解上下阴阳而奏交泰之功。实际上仲景公在治疗饮证用"姜、辛、味"温化寒饮已有明证。该方中去黄芩而加桂枝，一来一去就不难理解了。很简单的一来一去又体现了仲景公辨证是多么的精当。此外，生姜隔盐灸对腹绞痛疗效也是比较可靠的。

2. 黄连汤治疗慢性胆囊炎

本病可由急性胆囊炎反复发作迁延而来，也可慢性起病。临床表现无特异性，常见的是右上腹部或心窝部隐痛，食后饱胀不适，嗳气，进食油腻食物后可有恶心，偶呕吐。在老年人，可无临床症状，称无症状性胆囊炎。

在中医临床中，慢性胆囊炎多属于"胁痛"的范畴。认为是胆气郁结，失于疏泄，胆失通降，肝胃不和，则嗳气、纳呆、脘腹痞满。蒲辅周先生认为是胆气上逆，胃气受阻，以致胆胃不和，治法上宜清疏肝胆，和胃降逆。而董建华先生认为一定要抓住肝胆郁滞的病机，注意气滞血瘀、湿热蕴阻，肝病及脾，肝气犯胃，土壅木郁的证候，选方多以小柴胡汤为主。岳美中先生则以大柴胡为主，外加金钱草、滑石粉、鸡内金之类化积热以疏利肝胆。黄文东先生则认为，大便秘结者用攻泻药宜重，脾胃虚弱者，又不宜连续猛攻。路志正先生攻补兼施，甚至大剂清利，甚或用"总攻"战术，收效也很多。

但是细观此证，多以胁下疼痛痞满不舒为主症。该证呕恶泛于上，热于上也；痞满疼痛于胁下，寒邪引于下也。陈瑞春先生生前论该证，认为还是焦府之间的半表半里之上热下寒方证，故在临床上还是应以和解之剂治疗。

[病案举例]

韩某，男，44 岁，2008 年 5 月诊。

患者以右胁下疼痛痞满不适多年而诊。被多家医疗机构诊为慢性胆囊炎。厌食油腻，呕吐而脘腹满胀，大便多以溏泻为主，舌淡白而苔黄腻，脉弦。

处方：黄连 10 克，干姜 12 克，半夏 15 克，西洋参 10 克，桂枝 15 克，甘草 6 克，郁金 12 克，全瓜蒌 30 克，鸡内金 10 克，砂仁 10 克，枳壳 10 克，柴胡 10 克，厚朴 10 克，莱菔子 12 克。

上方作五剂，胁下疼痛痞满明显减轻，又进五剂，其症失，胃纳也正常。

按：仲景公曰："见肝之病，知肝传脾，当先实脾。"肝有病必犯于脾，然实脾，不仅仅是补脾，而在临床中多是以醒脾而取效。原因为何？因脾虚的主要因素是木犯于脾，如专事补脾，脾因受困而无法自醒，反而有壅脾之遇，故实脾的关键是醒脾。

二七、小建中汤

　　小建中汤出自《伤寒论》，是仲景公创立的一张奇方，以可靠的疗效、广泛的治疗范围，千百年来不知使多少患者免去苦厄。上至九十九，下至刚会走，每一个年龄段的患者都会感受到他的恩泽，历代的医家都将此方视为至宝。然而这样一张只有六味药，且有三味还是人们常用食材，为什么会被奉为至宝呢！

　　首先历代医家在长期的临床实践中，已经在众多疾病中取得了实实在在的疗效。二者，由于该方方降中州，辐射四野，和阴阳，调营卫，使得它在方势上傲然挺立。《金匮要略心典》有云："夫人生之道，曰阴曰阳，阴阳和平，百疾不生。若阳病不能与阴和，则阴以其寒独行，为里急，为腹中痛，而实非阴之盛也；阴病不能与阳合，则阳以其热独行，为手足烦热，为咽干口燥，而实非阳之炽也。昧者以寒攻热，以热攻寒，寒热内贼，其病益甚。惟以甘酸辛热和合成剂，调之使和，则阳就于阴，而寒以温；阴就于阳，而热以和。医之所以贵识其大要也，岂徒云寒可治热，热可治寒而已哉。或问和阴阳，调营卫是矣，而必以建中者何也？曰：中者，脾胃也。营卫生成于水谷，而水谷转输于脾胃，故中气立，则营卫流行而不失其和。又中者，四运之轴，而阴阳之机也。故中气立，则阴阳相循，如环无端，而不极于偏。是方甘与辛合而生阳，酸得甘助而生阴，阴阳相生，中气自立。是故求阴阳之和，必于中气，求中气之立者，必以建中也。"

　　建中者，乃建立中焦之脾土也。盖土为五行之主，脾为四脏之本，即《洪范》建中立极之义也。《伤寒论》100条曰："伤寒，阳脉涩，阴脉弦，法当腹中急痛，先与小建中汤，不差者，小柴胡汤主之。"又102条："伤寒二三日，心中悸而烦者，小建中汤主之。"阳脉涩，是指浮取脉而涩，为气血不足，其本虚；阴脉弦，是指沉取脉而弦，弦主少阳病，又主痛证。腹中痛而见此脉，主要由于中焦虚寒，气血不足，复为少阳之邪相乘所致。盖中焦虚寒气血不足之人若投小柴胡苦寒之剂，必使中虚更甚，而引邪深入。而若投以缓中之剂，先补其虚，使气血充沛抗病有力，然后祛邪，则无后顾之忧，故先与小建中汤，调和气血，建中止痛，以治里虚之本，并寓扶正祛邪之义。而于102条中，伤寒仅二三日，未经误治即见心中动悸，神烦不宁者，必是里气先虚，心脾不足，气血双亏，复被邪扰而成。太阳与少阴为表里，太阳为外防，心主为宫城，里虚邪扰气血不足，心无所主则悸，神志不宁则烦。

虽然大家都这么讲，然总似有不足之处。于该方所治之症分析，而寓于其温中健脾，补益气血，调理阴阳，协和营卫之诸多功效。所以小建中汤非治中焦虚寒之方、温脾阳之剂，方中滋阴药与助阳药并用，而滋阴药的分量超过助阳药，其意不在"阴中求阳"以补脾阳之虚。"脾为四脏本，土为五行之主"，可以与诸位形成共识的是，中焦脾土虚弱是可以确定的。而脾土虚弱，首先可以导致的后果是"土虚木乘"，故芍药专以柔肝而抑木，故仲景公倍用之，以和肝木之乘。而"伤寒二三日，心中悸而烦"者，脾土虚而气血无生化之源，心中无所主，气血虚而神志不宁则悸而烦。土虚而水泛，故肾气不足而"梦遗精"。脾土虚弱，母病及子，又可见哮喘之证。金无治节又可致尿频之证，脾主四肢，故又可见四肢疼痛，手足烦热。故脾土的虚衰可以轻易打破其他四脏平衡的关系。

至于该方中谁为君药的问题，饴糖能和润中州；芍药性酸而收，能益脾气，于土中而泻木；甘草为"国老"，于百药中为调和之王；三药合力于方中，又偏重于酸甘，专和血脉之阴。血脉中之柔阳，皆出于胃，又辅以生姜、大枣助其脾胃津液之行，桂枝为阳药，专行于营卫之间，和于阳而化阴，阴阳相生，则中气自立。中州建立，营卫自和，津液可生，故不须像桂枝汤一样啜热稀粥以助药力，而心中烦悸、腹中疼痛亦可自解。

至于小建中汤，名之谓小者，古人多有解释。《伤寒溯源集》中曰："谓之小建中者，以风邪未解，未可以参、术补中，只加胶饴，倍芍药于桂枝全汤，和卫解郁之中稍裨中土，故谓之小建中汤。"《古方选注》中曰："建中者，建中气也。名之曰小者，酸甘缓中，仅能建中焦营气也。"《医宗金鉴》中曰："名曰小建中者，谓小小建立中气也。盖中气虽虚，表尚未和，不敢大补，故仍以桂枝和营卫，倍芍药加饴糖调建中州。"而于该方中，首先是表证未解，脾土虚衰，若不去表中风寒之邪，而一味调补，必使邪气入里，加重病情。所以用小之为名者，也许仲景公是随小柴胡汤之姓，不必过多计较。

1. 小建中汤治疗胃脘痛

胃脘痛简称为胃痛，是指上腹部近心窝处发生疼痛。《素问》中称"胃脘当心而痛"，《寿世保元》称"心胃痛"，而在《医学正传》指出："古有九种心痛……详其所由，皆在胃脘，而实不在于心。"本证与真心痛之"心痛彻背"，有本质的区别。胃脘痛在现代临床医学中，多见于急慢性胃炎、胃十二指肠溃疡、胃神经官能症、胃黏膜脱垂、胃下垂、胰腺炎、胆囊炎、胆结石等病。

胃脘痛多由寒邪客胃、饮食伤胃、肝气犯胃、脾胃虚弱等原因诱发。胃的主要功能是受纳与腐熟食物，若寒邪客于胃中，寒凝而不散，引起痉挛性疼痛；或因饮食不洁，饥饱无度，或偏食偏好，也会使胃的功能受滞而引发胃脘疼痛；怒气伤肝，横逆脾胃，疏泄失常，也常引起胃痛；还有就是劳倦内伤，久病脾胃虚弱，或是先天禀赋不足，中阳亏虚，胃失温养，内寒滋生，中焦虚弱而引起胃脘痛。中焦虚弱是发病的关键，故此稳定中土是治疗该证应该意识到的首选方案。

[病案举例]

杨某，男，28岁，2009年9月诊。

患者下班归来，于上腹心窝处剧痛不已，面色苍黄，冷汗如豆，汗透衣背，身如反弓状。自述其胃口部也常有疼痛，但平常热饮后自行缓解。此次由于中午食用西瓜后，开始隐痛，大便两三次后腹痛加剧。舌质淡、胖大，舌苔略腻，脉弦而数。

处方：桂枝15克，白芍30克，甘草6克，生姜3片，大枣12枚，饴糖40克。

方用一剂，其痛苦失，又进一剂而愈。后又用他药调治，慢性胃炎痊愈。

按：《杂病源流犀烛·胃病》曰："胃痛，邪干胃脘病也。胃禀冲和之气，多气多血，壮者邪不能干，虚者着而为病，偏寒偏热，水停食积，皆与真气

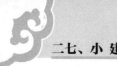

相搏而痛。惟肝气相乘为尤甚，以木性暴，且正克也。"而小建中汤，调补脾土而抑肝木之变，其正中也。

2. 小建中汤治疗噎膈

噎膈是一种吞咽障碍的临床症状，表现为食物在吞咽时受阻，或食入即吐，多见于高龄男性。西医中的食管炎、食管狭窄、食管溃疡、食管癌及贲门痉挛等均属本病的范畴。

该证的发生，多由忧思恼怒、饮酒嗜辛、劳伤过度，导致肝郁、脾虚、肾伤，形成气郁、血瘀、痰凝、火旺、津亏等一系列病理变化所致。常见的证候，有痰气交阻、瘀血内结、气虚阳微、阴津枯竭等证候。而噎膈一证，历来被视为危重证候，患者初起多属实证，渐至由实转虚，由轻转重。实者气郁、痰凝血瘀互为因果，结于食道；虚者多为气虚阴枯。尚有虚实交错者，病情更为复杂，因此临床治疗，徒举一法往往难以为功，当权衡虚实程度辨证论治。

噎膈一证，古人多认为属寒。金元时期，刘河间治膈气、噎食用承气三汤，张子和将本病病机归为三阳之结，尽论为热。然素热之人岂可乱投香、桂、胡椒、丁香之属，而寒气为结之人又可乱投三承气之属？故医者不可不察其本原，也不可唯圣贤之言不察而用之，临证需遵仲景公之言，"观其脉证，知犯何逆，随证治之"。

[病案举例]

温某，男，79岁，2014年5月诊。

患者突然自觉吞咽困难，不能进食，食后即吐，呈喷射状，稀饭、开水均难以下咽，由于患者前年患脑梗死，故怀疑由中枢性障碍引起，经核磁共振检查后排除。又怀疑为食管占位性病变，建议查食管造影，由于患者家属怕钡剂误入气管故阻止，患者无奈，只好回家等待，其间，患者家属约余诊治。查应该是噎膈，放手施治。首先用盐填脐部，放生姜片，用艾炷灸三壮。又用方小建中汤。

处方：桂枝15克，白芍30克，甘草6克，生姜3片，大枣12枚，饴糖1勺，白酒半盅。

用方一剂，患者睡去，于第二天一早观之，竟连喝下两大碗疙瘩汤，随之而愈。

按：胃为水谷之海，清和则能受，脾为消化之器，清和则能运。脾胃为后天之本，载化万物，今之寒热痰气互阻，而小建中汤酸甘化阴，柔肝止逆，和阴阳而调营卫，正合本证之机。夫天下之理朱紫是非，论之又有何意义，圣贤无非凡人，略有偏颇，也不尽可，是是非非，故不若治之而后言。

3. 小建中汤治疗消渴

消渴是一个古老的中医病名，是指以多饮、多尿、多食及消瘦、疲乏、尿甜为主要特征的综合病证。出自《素问·奇病论》："甘者令人中满，故其气上溢，转为消渴。"《史记·扁鹊仓公列传》有消渴病医案的记载。《金匮要略》中以消渴为篇名。《丹溪心法·消渴》中说消渴应当"养肺、降火、生血为主。"《证治要诀·消渴》："三消得之气之实，血之虚也，久久不治，气尽虚，则无能为力矣。"

[**病案举例**]

于某，男，55岁，2011年9月诊。

患者消瘦乏力，多饮而尿频多年，曾被多家医院诊为糖尿病，空腹血糖高时可达10mmol/L，每日饮水可达4000ml而越饮越渴，小便频数，口干口渴，食欲不振，头晕而重，舌淡白而边有齿痕，脉大而数。

处方：桂枝15克，白芍30克，甘草6克，生姜3片，大枣12枚，黄精30克，远志10克，节菖蒲10克。

方用五剂，渴饮、小便频数明显减少，又用方一个月，小便频数、渴饮已明显减少，空腹血糖也下降至8.4mmol/L左右。后用柴胡地黄汤，又用是方合五味异功散，治疗半年后患者血糖转为正常。

按：脾阳不足，失于运化，水津不布，其性趋于下，故口如何不渴？小便怎能不多？渴时多饮，脾更失运化之力，饮多则小便愈频，反而加重了脾运的负担。振奋脾土是重中之重，故用小建中汤近50剂而固中州，不用饴糖是因为糖分实在太高，一旦有了问题就不好讲了。

二八、白虎加人参汤

仲景公五论白虎加人参汤，分布于太阳、阳明病篇。可以毫不夸张地讲，白虎加人参汤一方，乃灭火救阴之神剂也。在整个《伤寒论》之113方中也是为数不多的仲景公不惜笔墨的方剂之一，应该是仲景公之至爱。本方也以明确的理法、清晰的论证、可靠的疗效为历代医家所推崇。张锡纯先生在《医学衷中参西录》中更是尽用其妙。后世医家对其应用有许多的发展，广泛应用于临床各科，尤其是对肺胃热型糖尿病的有效治疗，更引起了人们的重视。

首先根据仲景公的论述，将所有条文列出：

服桂枝汤，大汗出后，大烦渴不解，脉洪大者，白虎加人参汤主之。（26）

伤寒，脉浮，发热无汗，其表不解，不可与白虎汤。渴欲饮水，无表证者，白虎加人参汤主之。（170）

伤寒无大热，口燥渴，心烦，背微恶寒者，白虎加人参汤主之。（169）

伤寒若吐若下后，七八日不解，热结在里，表里俱热，时时恶风，大渴，舌上干燥而烦，欲饮水数升者，白虎加人参汤主之。（168）

若渴欲饮水，口干舌燥者，白虎加人参汤主之。（222）

首先需要明确的是，无论其分布于太阳还是阳明，但其基本性质属于阳明。但有意思的是，在太阳经变证，热证方剂栀子豉汤、麻杏石甘汤、白虎加人参汤、葛根芩连汤放在一起，是偶然的？还是仲景公有其他的深意，此处还有待于进一步的发掘。

　　然太阳中风服桂枝汤，就以"遍身微似有汗者为佳"。今服桂枝汤而令汗出如水流漓，为汗不得法。汗生于阴而出于阳，乃阳气蒸化津液而成，今大汗出后，伤津助热，以致邪热转属阳明。阳明热甚，气液两伤，则其人大烦渴不解。所谓"大烦渴不解"是形容烦渴之甚，由于这里的"烦"有热甚和渴甚的两层意思，故"大烦渴不解"又分别表示为心烦、大渴、大热大渴或大渴为甚，以至于饮水数升而不能解。脉见洪大，是阳明里热蒸腾，气血涌盛的征象。然里热甚而气液不足，故脉呈洪大而按之软亦自在言外。该条与前25条："服桂枝汤，大汗出，脉洪大者，与桂枝汤，如前法"所述之脉证相似，但治法上却大相径庭。25条是服桂枝汤，脉虽变而证未变，提示太阳中风仍在，虽热盛于外，然无"烦渴"之证，说明里热尚未形成，所以应如前法，与桂枝汤。同时也明确了"渴"与"不渴"是辨证的要点所在。

　　在170条中仲景公所表述的应当是阳明热盛伤津的证治和禁例。"伤寒脉浮，发热无汗，其表不解，不可与白虎汤"。证属太阳伤寒表证，治法当发汗解表。而若兼有内热，亦当遵发表清里两解之法，不可误用白虎汤。用之则寒凉冰伏，徒损中阳，使表邪内陷，而成变证，故"其表不解"，实为白虎汤及其类证之禁例。也可以从这个概念中领会到，虽然白虎加人参汤出现在太阳阳明两经证之中，但是其基本的属性，还应该是归属于阳明经之中。而阳明里热炽盛，并见渴欲饮水等伤津耗气之证，当用白虎加人参汤以益元气，生津液、清里热。然运用白虎加人参汤时切记必审其有无表证。而从此理解，也可以推断出白虎加人参汤是用于治疗太阳变证或太阳邪入阳明后的一个除烦、清热、救津的基础方。

　　在169条中所述，主要精神在于领会"伤寒无大热"和"背微恶寒者"这两个概念的意思。首先来讲"伤寒无大热"，是指邪入阳明，里热炽盛，而热极汗多，汗多而散热，是故无大热，然此处无大热并不是讲不热，而是里热炽盛迫汗泄热而"无大热"，里热是炽盛的。在《伤寒论》中，"无大热"数见，有表无大热，热壅于肺之麻杏甘石汤证（63条），有表无大热，而水热互结于胸膈之大陷胸汤证（136条），有表无大热，而阳明热炽于里的白虎加人参汤证（169条），有阳气衰微，虚阳外浮，表无大热，烦躁不得眠之干姜附子汤证（61条）。其证哪一条不是险候，故于临床中不可不辨。而对于急证恶证什么是秘方，这就是秘方。再讲一讲"背微恶寒者"。本条所讲的"背微恶寒者"，与太阳病之恶寒是不同的，病"背微恶寒者"主因热盛汗出，气耗肌疏，津气俱伤，表阳不固而稍微感受风寒就有明显不适的症状。故此遣方用药时切不可用温燥发散之类药,若这样只会加重伤津耗气之候。

168条是论述了吐下后热结在里,热盛伤津的治证。此条的关键所在有"热结在里"和"舌上干燥而烦"两句。伤寒而误用吐下之法,则外邪入里,损伤津液,盘桓"七八日而不解",可知邪从燥化,而成阳明热盛伤津之证,并非里热兼表而病不解,该是"热结在里",因里有热结,在外则里热蒸腾,迫津外泄,而有身热汗出,不恶寒反恶热,而"时时恶风"是指汗多而津气两伤,卫气自然不固,大体上与169条中"背微恶寒者"机制略同,而此条中不"微恶寒"而反"时时恶风"是因"舌上干燥而烦"。"舌上干燥而烦"钱天来讲:"大渴,舌上干燥而烦","欲饮水数升,则里热甚于表热矣"。谓之表热者,乃热邪已结于里,非尚有表邪也。因里热太甚,其气腾达于外,故表间亦热,即《伤寒论》阳明篇所谓"蒸蒸发热,自内达外之热也"。而"欲饮水数升"之由是因吐下之后,胃气虚,邪气达而化燥,内亡津液,故燥渴甚极也。故在该条中可以明确的是虽有"表里俱热",但妄用吐下而致外邪入里化燥伤津而成热结,是辨证的关键。表里之间,一念之差,仲景公在前强调"背微恶寒者",而在此又重申"时时恶风",主要是已经误治,不可再误,谆谆之心,垂泪而不能谢!

222条意义不大,大多专家认为是承221条之论,然就是承也于前几条中明确阐述。故此,此条倒是有遗漏的可能性,伟大的仲景公可能是在讲更重要的理法,而由于遗失,使后人不得而见,其实等待考古再现是消极的态度,不若我们也如仲景公一样去发现,去探索,去实践,救苍生于苦厄。

1. 白虎加人参汤治疗中暑

[病案举例]

刘某,男,38岁,2011年7月诊。

患者系建筑工人,正值炎炎夏日,闷热潮湿,在工作期间突然晕倒,汗出如雨,牙关紧闭,呼吸急骤。同事赶紧将其移到阴凉通风处,急服藿香正气液3支,约30毫升,患者开始转醒。查舌黄而苔燥,脉象洪大而数,此系中暑。

处方:西洋参10克,知母20克,生石膏60克,甘草6克,粳米30克。上方一剂,脉静身凉,再服一剂而愈。

按:盛夏之时,暑热炎炎,若冒暑劳作可致伤于暑热,耗伤元气而伤津。叶天士讲"夏暑发自阳明",此时正是"土气当令"。夏日热气燔灼,耗伤元气而面赤气粗，身热炽盛而多汗烦渴。白虎加人参汤正是仲景公为身热多汗烦渴甚而设，又当土令，临床疗效可靠。

2. 白虎加人参汤治疗糖尿病

糖尿病属于中医消渴证范畴，但消渴证还包括其他现代医学疾病。对于消渴证，早在《素问·奇病论》中就有论述。后来，治疗消渴证的文献记载有很多，方法有简有繁，甚至有用梨来治愈消渴证的记载，在现代临床中也有用梨来降血糖的范例，效果也十分值得称道。

[**病案举例**]

郭某，男，41 岁，2008 年 9 月诊。

患者时感疲乏无力，口渴多饮，被多家医疗机构诊为"2 型糖尿病"，用中西医多种疗法进行治疗，但疗效基本上大同小异。近期化验尿糖，空腹血糖 16mmol/L。舌淡而略黄，脉大而芤。

处方：石膏 60 克，知母 15 克，甘草 6 克，粳米 20 克，西洋参 10 克，天花粉 30 克，野葛 15 克，梨汁 1 杯（约 150 毫升），苍术 15 克。

上方服用 60 剂，患者血糖基本正常，尿糖（－）。又加减用药 1 年，患者血糖基本可用饮食维持。随访 3 年，陆陆续续用一些中药，患者基本上可以维持血糖的正常水平。

按：费伯雄在论三消时认为："中消者，胃病也。胃为谷海，又属燥土，痰入胃中，与火相乘，为力更猛，食入即腐，易于消烁，经所谓除中，言常虚而不能满也。宜清阳明之热，润燥化痰，祛烦养胃汤主之"。在其方逢原饮中也是用梨汁半杯冲服。故此在治疗上证时，除益气养阴、除烦清热外，笔者也大胆使用梨汁，通过治疗认为古人之法是可靠的。

二九、竹叶石膏汤

　　竹叶石膏汤出自《伤寒论·辨阴阳易差后劳复病脉证并治》。何谓"劳复病"？大病初愈，气血未复，正气尚虚，余邪未尽，若起居无常，饮食失节，均有引起疾病复发的可能。其中，有因劳而复发的，则谓之劳复；有因饮食而复发的，则谓之食复。仲景公于最后立此论，是提示人们病后调养护理的重要性，不可加以忽视。

　　钱天来曰："凡大病新差，真元大虚，气血未复，精神倦怠，余热未尽。但宜安养，避风节食，清虚无欲，则元气日长，少壮之人，岂惟复旧而已哉。若不知节养，必犯所禁忌，而有劳复，女劳复，食复，饮酒复剧诸证矣。夫劳复者，如多言多虑，多怒多哀，则劳其神；梳洗沐浴，早坐早行，则劳其力，皆可令人重复发热，如死灰之复燃，为重复之复，故谓之复。但劳复之热，乃虚热之从内发者，虽亦可从汗解，然不比外感之邪，可以辛温发散取汗也。没有比钱先生讲得再明白透彻的了，患者"轻犯劳复"是可以理解其迫切心情的，然而这又需要我们这些医务工作者耐心解释病后调养护理的重要性。这项工作很重要，也很有实际意义。

　　《伤寒论》397条："伤寒解后，虚羸少气，气逆欲吐，竹叶石膏汤主之。"是指病后劳复，余热不清，气液两伤的诊治。虽然同是感受伤寒之邪，但是由于体质强弱的差异，其病变的转归也不同。大病初瘥，其人体虚而瘦弱，少气不足以息。而今气液受损，余热未尽，再加上劳复诱发，《素问·生气通天论》曰："阳气者，烦劳则张。"热邪又起，死灰复燃，故热随邪上，"气逆欲吐"。同时当伴有发热，心烦，口渴，舌红少苔，脉虚数之脉症，故仲景公用竹叶石膏汤清虚热、益津气。竹叶甘淡而寒，凌冬不凋，秉阴气而生，能使水津上奉，寻虚热下行；石膏辛寒，可清气分之余热；竹膏相伍，清热除烦而生津。人参补中益气，炙甘草补中而扶虚，麦冬甘寒，滋胃津而补阴气，半夏降逆止呕，粳米益胃气，养胃阴，人参、炙甘草相伍而补中益气，以扶正虚；而麦冬、半夏一寒一温相反相成，治胃逆之呕。粳米平补胃气使其清热而不伤胃，补虚而不留邪。

　　记得当年在江西学习时，陈瑞春先生经常讲，温病学家才是仲景公最好的学生。如吴鞠通《温病条辨·中焦篇》曰："阳明温病，脉浮而促者，减味竹叶石膏汤主之。"其方只用石膏、竹叶、麦冬、甘草。吴先生自注曰："脉促，谓数而时止，如趋者遇急，忽一蹶然，其势甚急，故以辛凉透表重剂，逐邪外出则愈。"其主治温热之邪，初传阳明，热势未盛，津伤而轻。而雷丰《时病论》中用竹叶石膏汤"治伤暑发渴，脉虚"，其方只加生姜一味，而不拒生姜温热发散而伤津。在明张鹤腾之《伤暑全书》中也是加淡豆豉、生姜而用之。这是因为在整个的清热药之中加入少量的温燥之品，使得该方清而不寒。正如《医宗金鉴》中所述："以大寒之剂，易为清补之方。"而在《顾氏医经》中，于该方中加入梨皮、绿豆、天花粉、石斛、知母、蔗汁、黑豆、玉竹、灯心草之品主治痧后烦渴。《辨证录》中加入知母、茯苓用治于大便闭结、烦躁不宁、口渴舌裂、目赤突出之症，正是于清热剂之中加入养阴生津之品，与温燥药相配，体现了该方补而不滞的特点，难怪后世医家都十分推崇该方。但要强调，该方的辨证要点是：身热多汗，气短神疲，烦渴喜饮，气逆欲呕，舌红少津，脉虚数。

　　本方现在多用于治疗麻疹、流感、肺炎、小儿夏季热、猩红热、乙脑、流脑、败血症、口腔溃疡、鹅口疮、中暑、红斑狼疮、病毒性心肌炎、糖尿病等疾病。其使用原理：一是察症，多有虚羸、少气、乏力之象。二是审因，上述所治诸病，其类不同，见症多端，然皆不离"余热未清气阴两伤"之病机，只要对证，不必顾虑，放胆用之。

1. 竹叶石膏汤治疗抱轮红

　　"抱轮红"最早见于元末明初江苏名医倪维德所著的《原机启微》一书，曰："心火乘金水衰反制之病……有白睛微青色，黑睛稍带白色，白黑之间，赤环如带，谓之'抱轮红'者。此邪火乘金，水衰反制之病也。此病或因目病已久，抑郁不舒，或因目病误服寒凉药过多，或因目病时内多房劳，皆能内伤元气，元气一虚，心火亢盛，故火能克金。金乃手太阴肺，白睛属肺。水乃足少阴肾，水本克火，水衰不能克，反受火制，故视物不明，昏如雾露中，或睛珠高低不平，其色如死，甚不光泽，赤带抱轮而红也………镇坠心火、滋益肾水、荣养元气，自然而获愈也。"

初读此文时自觉颇有些道理，而细玩之又觉得前后有些不妥之处。始论病因可以看出是目病已久、抑郁不舒、误服寒凉药、房劳内多而诱发该证，可以讲多是虚寒之证。而后论"心火独亢"而竭干少阴水，反受火制；火能克金而伤肺始得"赤带抱轮"之证，故用"镇坠心火"之法而治之。可以明白的指出久病多虚，而心火独亢也应是虚火之证，而虚则伤气更是定论，怎可以用"镇坠心火"之法呢？竹叶石膏汤在《医宗金鉴》中明确指出是清补处方，而且是清而不寒，补而不滞，正合该证之意，何不加些清利滋眼之品而用之？

[病案举例]

辛某，男，47岁，2012年9月诊。

患者患有高血压、糖尿病、高脂血症等病多年。平日多喜辛辣之品，近日多因应酬而常常饮酒过量。又因糖尿病眼底视网膜变，近一段时间以来在黑睛周围的白睛红赤，赤环如带。开始被诊为角膜炎治疗而不效。诊时主因黑睛下际开始有黄色脓点，疼痛拒按而延请中医治疗。患者怕热喜凉，神疲乏力而自汗出，恶风，眼睑垂闭，口干喜饮，舌红而少津，脉细而滑数。思之该证气阴两伤而热毒上扰于目，何不用竹叶石膏汤清补而化之。

处方：竹叶12克，石膏45克，麦冬15克，半夏10克，西洋参10克，石斛12克，杭白菊15克，炙甘草6克，玉竹10克，灯心草10克，龙井茶2克，粳米30克，蝉衣15克，连翘15克。

方用五剂，红赤疼痛明显减轻，黑睛下际之黄色脓点基本消失。又用方5剂而愈。

2. 竹叶石膏汤治疗咳嗽

[病案举例]

岳某，女，42岁，1998年8月诊。

患者咳嗽气短而遗尿一月余。诊时汗出淋淋，咳嗽频作，痰少而稠黏，带有血丝，肺部CT扫描排除结核及占位性病变。体温在37.7~38.5℃之间徘徊。呼吸烘热烦渴引饮，小便短赤，咽干而痛，舌红绛，苔腻而黄，脉滑数。

认为是气阴两虚，燥热伤津而发。故施以竹叶石膏汤加味而治疗。

处方：竹叶 10 克，石膏 30 克，西洋参 10 克，麦冬 12 克，半夏 10 克，甘草 6 克，杏仁 15 克，射干 10 克，苡仁 18 克，粳米 18 克，砂仁 6 克。

上方服用两剂而咳嗽立止，后又调理数日，病愈。

按：咳嗽一证，若方能对证，用之立效。因为咳嗽是人体自有的保护性反射功能。记得朱进忠先生生前曾讲，中医药的功能就在"调和"二字，拨乱反正就是我们的工作。老先生讲得太好了，所以对于咳嗽一证，只要调整好肺脏的正常功能，就会药到病除，如果在临床上治咳嗽，3 付药还无效就应该重新仔细辨证了，千万不要因固执而耽误患者的治疗。

三〇、栀子豉汤

栀子豉汤是治疗太阳病变证的热证和阳明经热证中的一个母方。由于栀子豉汤的可靠疗效，仲景公用大量的篇幅来论证栀子豉汤的临床应用，并且由此而培植了一组类方，在《伤寒论》一书中有很高的地位，在临床上也是不可缺少的有效方剂。栀子豉汤是祖宗留下的宝贵财富，后人们必须认真去研究它。

在《伤寒论》一书中，论述栀子豉汤的条文可达7条。

发汗后，水药不得入口为逆，若更发汗，必吐下不止。发汗吐下后，虚烦不得眠，若剧者，必反复颠倒，心中懊恼，栀子豉汤主之；若少气者，栀子甘草豉汤主之；若呕者，栀子生姜豉汤主之。（76）

发汗若下之，而烦热，胸中窒者，栀子豉汤主之。（77）

伤寒五六日，大下之后，身热不去，心中结痛者，未欲解也，栀子豉汤主之。（78）

凡用栀子汤，病人旧微溏者，不可与服之。（81）

阳明病，脉浮而紧，咽燥口苦，腹满而喘，发热汗出，不恶寒，反恶热，身重。若发汗则躁，心愦愦，反谵语。若加温针，必怵惕，烦躁不得眠。若下之，则胃中空虚，客气动膈，心中懊恼，舌上胎者，栀子豉汤主之（221）

阳明病，下之，其外有热，手足温，不结胸，心中懊恼，饥不能食，但头汗出者，栀子豉汤主之。（228）

下利后更烦，按之心下濡者，为虚烦也，宜栀子豉汤。（375）

张隐庵讲得好，"栀子凌冬不凋，得冬令水阴之气，味苦色赤，形圆小而象心，能启阴气上资于心，复能导心中之烦热以下行。豆乃肾之谷，色黑性沉，窨熟而成轻浮，主启阴脏之精，上资于心胃，阴液上滋于心，而虚烦自解，津液还入胃中，而胃气自和。"

刘渡舟先生在其名著《新编伤寒论类方》一书中这样论述栀子豉汤："按治法规定，邪在表宜汗，在胸当吐，在腹应下，汗吐下三法均为邪实而设，若经汗吐下后，而见心烦不得眠，实邪虽去而余热不解，蕴于胸中所致。此症严重时，可使人反复颠倒，不得卧寐，心中懊侬，烦闷至甚而令人无可奈何，治以栀子豉汤，清宣郁热而除郁烦。"

原文76条可从两层来理解，从"发汗后"至"必吐下不止"为一段。历代医家对于病情的变逆大都理解为是由于"胃虚气逆而致"，余不这么认为。"发汗后，水药不得入口为逆"，这是由于发汗不当，汗出过多而伤津伤阴，伤阴伤津后必致生热。"若更发汗，必吐下不止"。本身已汗出伤津伤阴，又"更发汗"蕴热更甚，肯定是吐下不止，造成了脾胃功能的更加紊乱。其实这就是伤寒变为热证的具体表现，仲景公绝不会是随意加入那么一句，这一句也不是无关紧要，而是简单而又明确地揭示了产生的原因，是伤寒治疗的变证。

证已由伤寒表证而转化为里热之证，吐、下决不是由于吐下之法所为，而是由于"更发汗"所致。而后"发汗吐下后，虚烦不得眠，若剧者，必反复颠倒，心中懊侬"之证是由于经历了发汗吐下后，患者由于胃中空虚，客气动膈，又吐又下，胃中空无一物，津伤液亏不能制热，蓄热扰心扰膈，故辗转难眠，反复颠倒，心中懊侬，难以名状，烦闷至甚而令人无可奈何。津伤液亏而胸膈之脏自生热，清之不可，而心中懊侬，栀子一味既能启阴气上资于心，又可导心中烦热以下行，而配伍香豉一味也"启阴脏之精，上资于心胃，阴液上资于心，而虚烦自解，津液还入胃中，而胃气自和"。从方理中也可以佐证，蓄热的原因主要是由于汗出伤津伤液，而"更发汗"至吐下之变，使得津液更亏，实是危重之症，故不可不察。

汗、吐、下逆从条文中看其证并不十分严重，理解为"胃阳衰败"之证不可取，胃阳衰败了仲景公怎么可用"凌冬而不凋"，得冬令水阴之气的苦寒之药栀子为君，相信仲景公不会犯如此低级的错误。而反过来理解，"发汗""更发汗"而后致吐、下伤津伤阴，脏腑因热自生后，致吐下也未尝不可。吐下不至于非得由寒而得，食腐败之品而生热成上吐下泻也比比皆是，故生热是主要的。

　　只要认识到了蓄热而成之证，那么就不难理解仲景公热证因呕而加生姜，因为不是邪热，是由于伤津伤阴后而成的蓄热，只要抓住主要矛盾，启阴气阴津上资于心胃，加点生姜止呕又有何妨。由于热郁于胸膈，热郁气滞而损伤中气，故兼短气者加点甘草以益气，77条中"烦热而胸中窒"，由于"发汗若下之"直接导致胸膈之气行不畅，气机阻滞，因而出现了心中烦闷而热，胸中闭塞不舒等症，这是由于久热而成邪，致热邪乱窜，犹如火焰之状，窜至要害则神乱。

　　81条中所述："伤寒五六日，大下之后，身热不去"而至"心中结痛者，未欲解也"，"栀子豉汤主之"。无论是汗法还是下法，都可以严重伤津伤阴。汗法已属不必，下法更失所当。用了下法，表证不解而伤津伤阴后生热，又有邪热直接入里，其害更甚，不是"心中懊憹"，直接是"心中结痛"。此证更危，故"火郁而发之"，用栀子豉汤可解，然笔者在临床中加一些养阴养气之品疗效更佳。

　　79条中也是"伤寒下后，心烦腹满，卧起不安者，栀子厚朴汤主之。"该方是由于"伤寒下后"，也是表邪内陷，热壅气滞，累及于腹，见腹满、卧起不安，属轻证，故不用过多寒凉以引阴气，而用一些行气消滞除痞的厚朴、枳实而见功。可见仲景公并不拘泥于下后之证，而是在临床上灵活应用，信手拈来而取效。

　　栀子干姜汤证也值得探究，"伤寒，医以丸药大下之，身热不去，微烦者，栀子干姜汤主之"。在春秋战国甚至更往上，有一种方家亦巫亦医常以一些矿石之类为丸药，可以考虑是这一类东西，力量很大，像巴豆、芒硝之类就属这类药。这就十分容易伤及脾胃之阳气，外邪不解，下后里虚，故用栀子干姜而除之。由于证据不明，故不敢造次。该方的应用还需慎重。

　　吾以为，某些教材在阳明热证讲解中出现栀子豉汤证，也有些不妥，其实还是个变证，"若发汗则躁，心愦愦反谵语。若加温针，必怵惕烦躁不得眠。若下之，则胃中空虚，客气动膈，心中懊憹，舌上胎者，栀子豉汤主之。"该证也是由于治疗不当而应用了汗法、温针法、下法遭致各种变证，然万变不离其宗，都是阳炽津伤、热扰胸膈的变证，治疗用栀子豉汤清宣胸膈之热。需要多提一句的是"舌上胎者"，仲景公论舌的地方并不多，余觉得该舌苔应似婴孩消化不良之白腻略黄之苔。

　　375条，"下利后更烦，按之心下濡者，为虚烦也，宜栀子豉汤"。下利之后，由于余热未尽，也可能伤阴而生热，但仲景公"虚烦"一词明确指出

"按之心下濡",而"心下不濡"则说明是以邪实为主。既有虚火内扰胸膈,便当用栀子豉汤。

栀子豉汤在《伤寒论》一书中,主要用于热扰胸膈之证,见于太阳和阳明病篇。但是无论哪一经证,只要是热扰胸膈之证,即可用之。目前在临床中,多用于神经官能症,以及循环、呼吸、消化、泌尿等系统疾病以及妇科病,如病毒性心肌炎、心包炎、肺炎、食管炎、慢性胃炎、膀胱炎及功能性子宫出血。

1. 栀子豉汤治疗病毒性心肌炎

栀子豉汤在《伤寒论》中主要用于治疗余热留扰胸膈证,同时又并见于太阳与阳明病篇,同治二经之热证,还可用于下利后更烦,按之心下濡者,还有大病瘥后之劳复病,根据临床辨证,病毒性心肌炎的证候表现与栀子豉汤的临床应用指征有诸多相似,故在临床上多用之,并且取得了可靠的疗效。栀子豉汤在临床上对病毒性心肌炎的有效治疗不容忽视。

[病案举例]

郭某,男,47岁,2014年6月诊。

患者因感冒发热、扁桃体发炎而输液治疗,一周后基本好转,由于饮酒过量又复感,自觉心烦、心悸、胸闷不适,并于心前区隐隐作痛。经查体温38℃,心率140次/分,心电图检查T波倒置,ST段轻度移位,诊为病毒性心肌炎入院治疗,3周后出院调养,但是心电图T波却一直保持低平状态,心率110次/分。西医建议可以找中医调养治疗,诊时见述心胸烦闷无可名状,胸前区偶有刺痛,眠差而梦多,胃纳呆并时有恶心之感,舌腻而略黄,脉滑数。

处方:栀子10克,香豉10克,陈皮10克,半夏10克,茯苓10克,甘草10克,节菖蒲10克,远志10克,生姜3片,大枣3枚。

方用五剂,其症略减,又于上方中加郁金10克、炒山楂30克,予以五剂治疗,其舌苔变薄白,但心前区仍有隐痛,偶有心悸之感。又于上方中加葛根15克、银柴胡10克进行治疗,其症基本正常,但是纳呆,汗出明显,动则气虚,于是改方用柴胡桂枝汤加葛根、连翘而患者愈。

2. 栀子豉汤治疗心中懊忱

[病案举例]

愈某,女,45岁,2014年7月诊。

患者半年来，每到用餐时，心慌意乱，心绪不宁，自觉如虚脱，可是吃一点东西后，胸中更加烦乱，似有如火烧的感觉。近来睡眠一直不好，胸闷憋气。去医院查心电图一切都正常，吃过好多药，但都不管用。思仲景公曰："虚烦不得眠……心中懊恼，栀子豉汤主之"。诊其脉沉细而滑数，舌红而苔黄腻，故以栀子豉汤治之。

处方：栀子 10 克，香豉 10 克。

方用三剂，懊恼立止，但眠仍差，后用十四味温胆汤调理之，月余后一切正常。

按：懊恼一证，古来有之。余认为多以胸膈积热为主，但是虚证也是不可忽视的。

三一、大柴胡汤

　　大柴胡汤是一张名方，临床疗效神奇，千百年来被历代临床家们使用而一次次力起沉疴。

　　从上海科技出版社第 4 版的《伤寒论讲义》学起，再到读人民卫生出版社二十一世纪课程教材《伤寒论讲义》，都在解释大柴胡汤证，认为是"少阳兼阳明里实证"。后来读到郝万山先生的《论少阳腑实证和仲景用大柴胡汤》一文时，豁然开朗。由于历代注家并没有"少阳胆腑热实证"的说法，该论是由郝万山先生首先提出，是创新的理论，故此首先论述。

　　《伤寒论》第 103 条曰："太阳病，过经十余日，反二三下之，后四五日，柴胡证仍在者，先与小柴胡汤。呕不止，心下急，郁郁微烦者，为未解也，与大柴胡汤，下之则愈。"历代的医家认为是"少阳不和兼有阳明里实"之证。郝先生认为"呕不止"是少阳病小柴胡汤证，"喜呕"这个症状的加重，它并不是阳明腑实证的特点，而在阳明腑实证的临床表现中并不见有呕吐的特征，况且《伤寒论》第 204 条中有："伤寒呕多，虽有阳明证，不可攻之"的禁条。对于"心下急"的理解，在阳明腑实证中，腹部实证的临床表现是腹满、腹胀满、腹大满不通、绕脐痛、腹满痛等症状，并没有一处提到心下胀满疼痛的，所以阳明腑实证的病位在"腹部"而不是"心下"。况且《伤寒论》第 205 条还警告曰："阳明病，心下鞕满者，不可攻之。"故此该证"心下急"应当是小柴胡汤证中"心下支结"的加重，"心下支结"是胃脘部有一种支撑结聚的感觉，也就是人们常讲的"胃口顶得难受"，而"呕不止，心下急，郁郁微烦者"并没有离开少阳，可为什么症状加重了呢？

阳明胃与少阳胆同属于六腑之列。邪在阳明，邪热伤津，津伤可化燥，因燥而成实，故此我们可以认为是阳明腑实证。然而热在胆腑，热盛伤津，津伤化燥，因燥成实，邪热和胆腑的精汁相结所成的证候，我们为什么不可以把它称为"少阳胆腑热实证"呢？郝先生认为甚至可以称为"少阳腑实证"。而西医诊断的急性胆囊炎、急性胰腺炎、胆结石症的急性发作，在临床上显然不能把它看作阳明腑实证，但又是什么证呢？郝先生大胆提出了少阳胆腑热实证的概念。余认为这是中医基础理论的发展。

还有就是人们囿于阳明主燥，邪气易从燥化；少阳主火，邪气易从火化的说法，一般认为少阳只有热证而没有实证，其实阴阳中各有阴阳，五行中各有五行，脏腑中皆各有五化，并不只有阳明才可以燥化，少阳热盛津伤，同样可以化燥成实而形成少阳腑实证。何况"阳明腑实证"一词出自于后人，并不见于仲景原文，所以我们也可以把少阳胆腑热实证称作"少阳腑实证"。

如果从该理论出发，首先需要明确该证不是阳明腑实证，而少阳也可以有实证，该实证是由于邪热在胆腑与胆腑的精汁相结而成，所以在临床应用中才酌加了大黄、枳实，而大黄只有二两，枳实炙过才四枚，只是想排出邪热与精汁相结的实邪，并且还是借柴胡等药的疏导之力，还运用了生姜、大枣调和气血之功。而该方由于行气之药亏乏，故在临床中医者多加香附、郁金、木香之药；疼痛甚者又酌加延胡索、川楝子等药；夹湿热者，又加入茵陈、山栀、茯苓等药；呕吐甚者又酌加竹茹、左金丸等；有胆结石者，又加入金钱草、海金沙等。而在现代临床应用中，当代医家常用大柴胡汤加鸡内金、郁金、金钱草、海金沙、芒硝等治疗急性胆囊炎和胆道结石急性发作，疗效很好。天津南开医院的清胰汤，由柴胡、黄芩、芍药、大黄、黄连、木香、延胡索、芒硝组成，大致是由大柴胡汤化裁而来，治急性胰腺炎，效果非常好。

事实胜于雄辩。在《伤寒来苏集》中，柯琴认为："大柴胡是半表半里气分之下药，并不言大便，其心下急与心下痞硬，是胃口之病，而不在胃中，结热在里，非结实在胃，且下利则地道已通，仲景不用大黄之意晓然"，主张不能"妄加大黄"看起来，古人还是囿于胃中，以阳明腑实证来辨证，在临床中没有大黄，还能是大柴胡汤吗？

大柴胡汤是由小柴胡汤去参、甘，而加大黄、芍药、枳实而成。主治"少阳腑实证"。在现代医学中，临床通过加减化裁治疗：①急性肝炎、阻塞性黄疸、胰腺炎、胆囊炎、胆结石合并感染；②急性胃十二指肠溃疡、胃穿孔、胃神经官能症、习惯性便秘、急性肠炎、痢疾；③大叶性肺炎、支气管哮喘；④高血压病、脑梗死；⑤肾盂肾炎、膀胱炎；⑥青年痤疮、丹毒、带状疱疹、荨麻疹、皮肤瘙痒、脱发；⑦沙眼、角膜实质炎、虹膜炎、耳鸣、鼻窦炎、中耳炎、咽峡炎；⑧口臭、糖尿病、精神失常等等。"六腑以通为用""六腑以通为补"，郁则不通，不通则郁，大柴胡可以应用到临床多种病证中，深刻体现着中医辨证论治的特色。

1. 大柴胡汤治疗转氨酶升高

转氨酶升高的患者往往会感觉到肝区不适隐隐作痛、乏力、汗出、厌食油腻、呕吐、腹泻、纳食差、失眠多梦等症状。这与中医学中的肝胆湿热证的临床表现相类似。《伤寒论》第123条："太阳病，过经十余日，心下温温欲吐，而胸中痛，大便反溏，腹微满，郁郁微烦，先此时，自极吐下者，与调胃承气汤，若不尔者，不可与。但欲吐，胸中痛，微溏者，此非柴胡证，以呕，故知极吐下也。"仲景公在该条文中详细地论述了由于伤极其里，因而致虚，湿热乘虚而入，故欲吐、胸中痛、微溏的症状，此乃太阳与少阳合病。这与转氨酶升高患者熬夜、酗酒而引起的胁肋疼痛、食欲不振、舌苔厚腻、口粘、大便溏烂等临床症状高度吻合。所以在治疗上应当从其致病的原因入手，深究其临床所表现出来症状特点，而后可以从证上认病，从而在繁杂的临床症状中寻找到符合中医学基础理论的对应条件。

[病案举例]

张某，男，38岁，2008年9月诊。

患者因在奥运会期间，白天工作，晚上熬夜看比赛，又是烧烤，又是啤酒。几天后自觉汗出淋漓，恶心呕吐，厌食油腻，肝区隐隐不适。去医院检查发现谷丙转氨酶107U/L，谷草转氨酶110U/L。偶遇到我，立刻诉其病情，出汗，恶心呕吐，纳呆，肝区不适，大便稀臭，失眠多梦等，查其舌黄而腻，口臭，脉弦而滑。认为是少阳实热证，嘱其不必多虑。

处方：柴胡30克，法半夏18克，黄芩10克，白芍15克，大黄6克，黄连3克，枳实3克，甘草6克，大枣12枚。

方用五剂，服三剂大便正常，又服两剂后，查肝功能，转氨酶全部正常，愈。

2. 大柴胡汤治疗胆囊炎

[病案举例]

王某，男，28岁，2013年9月诊。

右胁下反复发作疼痛1年余，被某医院诊为胆囊炎，并无结石伴发，查蛔虫镜检也正常。后用中西药多法治疗，但疗效并不显著。患者就诊时面色萎黄无光泽，胃纳呆，大便溏稀不爽，眠差，右胁下胀痛，脘腹胀痛，小便黄，苔白腻，脉弦缓而濡。认为是少阳实热证夹湿。

处方：柴胡18克，黄芩12克，法半夏18克，白芍12克，枳实4克，大黄4克，生姜3片，大枣12枚，厚朴6克，苍术15克，丁香2克，鸡内金15克，金钱草18克。

上方用五剂，右上腹部疼痛胀满均大减，守方又用五剂，其症愈。

按：仲景公在《伤寒论》中曰："呕不止，心下急，郁郁微烦者，为未解也，与大柴胡汤下之则愈。"少阳经邪渐入阳明之腑，病因是伤寒之邪入里，表证未除，里证又急者，少阳与阳明并病。然而该症是以三焦无形之热邪，非胃腑有形之实邪。故以柴胡升清阳为主治，重用柴胡至半斤解少阳邪热；少用大黄、枳实攻里祛除燥实。阳明、少阳者之邪，均得解散。

3. 大柴胡汤治疗神经衰弱（不寐）

神经衰弱是一个比较宽泛的称谓，其范围包括了一部分抑郁、焦虑障碍、紧张性头痛、失眠、消化不良等。它是由于长期处于紧张和压力下，出现易兴奋和脑力易疲劳的现象，常伴有烦恼、易激惹、睡眠障碍、肌肉紧张性疼痛等，但这些症状不能归于脑、躯体疾病和其他精神疾病。症状时轻时重，波动与心理因素和社会因素有关，病程多迁延。

在临床上神经衰弱的表现形式与文化的差异有很大的差别，相互之间有彼此的相互重叠。一种类型是，用脑思考后倍感疲倦，又常常伴职业成就感或工作强度的降低，其症状也会有所改变；另一种是，轻微的体力劳动后即感虚弱和极度疲乏，伴以肌肉疼痛和不能放松。西医学者认为精神因素是造成神经衰弱的主要原因。凡是能引起持续紧张心情和长期内心矛盾的一些因素，使神经活动过程强烈而持久的处于紧张状态，超过神经系统张力的耐受限度，即可发生神经衰弱。如过度的疲劳而又不得休息是兴奋过程过度紧张；对现状不满则会引起抑制过程过度紧张；经常改变生活环境而又不适应都可以影响中枢神经系统的活动。一般来讲，人的大脑中枢神经系统具有相当高的耐受性，一般情况下并不容易引起神经衰弱，但是一旦超过了耐受极限，就可能引起精神性衰弱。

总之，对于神经衰弱可以概括为，用脑后倍感疲倦而持续痛苦，轻体力劳作后身体虚弱与极度的疲倦，并伴有肌肉疼痛，头昏和紧张性头痛，睡眠紊乱，烦躁而易激惹，消化不良的症状群。然而这一组症状群又无法通过临床检查获得明确的诊断。所以在治疗上多以抗焦虑药或抗抑郁药物来改善患者的焦虑和抑郁。然而在临床上焦虑和抑郁往往是并存的，而抗焦虑和抗抑郁药又是一对相互矛盾的载体，所以在思路上是有矛盾的，那么又当如何呢？

对于神经性衰弱，中医的老祖宗们在不寐一证中就有过心烦不得眠，胃不和则不得眠的论述，更有颈项不适，四肢酸重的表述。可以认为该症状与肝胆脾胃的关系比较大。对于不寐一证，中医认为是多为情志所伤，劳逸失度，久病体虚，饮食不节等，引起阴阳失交，阳不入阴而形成。对于该症，中医论述颇多，总的来说，景岳先生讲得明白："盖寐本于阴，神其主也，神安则寐，神不安则不寐。其所以不安者，一由邪气之扰，一由营气之不足耳。有邪者多实证，无邪者皆虚证。"

[病案举例]

张某，女，58岁，2012年8月诊。

患者近日因心情烦躁，易发脾气，口服4片安定而不能入睡就诊。患者多年从事领导工作，睡眠不好已近30年，常服镇静安神之类的药物，近因从领导岗位上退下，又疑其丈夫有外遇，故症状突然加重。头昏、头重并伴有疼痛，颈项极度不适，自觉脖子好像不是自己的，极度疲乏，四肢疼痛不已，无所适从，胃纳呆，眠差，每晚口服安定才可以睡不足2小时，梦多，大便不畅，口干、口苦，全身燥热，舌黄而红腻，脉细而数。认为是肝胆实火内扰，故拟方以大柴胡汤加减。

处方：柴胡15克，半夏15克，黄芩10克，白芍15克，大黄3克，枳实4克，郁金10克，栀子10克，木香10克，香附10克，鸡内金（炒）10克，黄连3克，夜交藤30克，生枣仁30克，炒枣仁15克，生姜3片，大枣12枚。

上方用五剂，服后大便较通畅，可睡4个小时，四肢不适已减。后又加减用15剂，患者基本稳定。

三二、真 武 汤

在中国传统文化里，玄武为水神，主北方。仲景公在《伤寒论》中提到真武汤一方的有两条。

太阳病发汗，汗出不解，其人仍发热，心下悸，头眩，身瞤动，振振欲擗地者，真武汤主之。（82条）

少阴病，二三日不已，至四五日，腹痛，小便不利，四肢沉重疼痛，自下利者，此为有水气，其人或咳，或小便利，或下利，或呕者，真武汤主之。（316条）

首先仲景公制真武一汤，用"真武"一词命名，绝不是凭空想象，是用于治水之主方。汇总以上两条，太阳病篇82条所列，是太阳病过汗损伤少阴之阳而致水泛为患；少阴病篇316条是指，少阴阳虚阴盛的水邪为患。两条互相参照，对比发挥，以见太阳与少阴一为水腑，一为水脏的表里关系，以及其在病理上的相互影响。

水之所制在脾，水之所主在肾。脾阳虚，则湿积而为水，肾阳虚，则聚水而从其类。水湿聚而不化，溢于肌肤，则四肢沉重疼痛，甚则水肿；水湿下注，则腹泻便溏；水气上冲，则或咳或呕；聚而不行，则小便不利；清阳不升，则头眩短气；至于发汗后，身瞤动者，为汗出过多，阴随阳伤，经脉失养之故。治以助阳之法，俾阳气胜，水气消，则诸症自愈。方中以附子为君，大辛大热，温肾暖土，以助阳气。臣以茯苓之甘淡渗利，健脾渗湿，以利水邪；生姜辛温，既助附子之温阳祛寒，又伍茯苓以温散水气。佐以白术健脾燥湿，以扶脾之运化。其用白芍者，一者取其以利小便，一者取其缓急以止腹痛。《本草注》言芍药"主邪气腹痛……止痛，利小便"，又取其敛阴缓急，以解身之瞤动。诸药相合，温中有散，利中有化，脾肾双补，阴水得制，故为脾肾阳虚，寒水为病的有效方剂。

然而在临床实践中，真武汤有十分严格的辨证机制。首先应该有全身性虚寒，或兼有眩晕、浮肿、便溏、小便不利等症状，脉应当虚弱，舌苔应白滑，舌质应淡，有此特征，辨为阳虚应该是贴切的。但仅仅认识到这种程度，对于真武汤所肩负的使命来看，还是显得有些不足。从阳虚水停的病机而论，阳虚势必气虚，水泛又损伤阳气。因此在原方中加入人参、黄芪益气，使全方具有益气温阳利水，较之原方似更为完善。故此在临床上用于治疗肺心病、肾炎、高血压等病，更有益于治疗。但是必须指出，运用真武汤应切实掌握"温阳利水"这个大法，不能局限"肾阳水肿"。临床上凡见"阳虚水肿（水邪泛滥）"，无论其病何脏，均可与之，这样就可以正确地扩大其运用的范围。

真武汤一方，仲景公在《伤寒论》中用以治疗脾肾阳虚而饮邪走窜经脉或泛滥三焦内外之证。这条理论对于临床上少阴水饮与里寒合而作嗽，咳喘促逆之证有十分明确的指导意义。《方函口诀》中曰："水饮之变，为心下悸，身瞤动，振振欲倒地，或觉麻痹不仁，手足引痛，或水肿，小便不利，其肿虚濡无力，或腹以下肿，臂肩胸背羸瘦，其脉微细，或浮虚而大，心下痞闷，饮食不美者，或四肢沉重疼痛，下利者，用之有效。"既表述了饮停之证，又点名了阳虚之象。故真武汤的运用要点在于阳虚与饮停并存的事实。故此临床上加入干姜、细辛、五味子用于治疗年高气弱之久咳，此法为通用之方。大病用真武汤，是因本方辨证务必是阳虚与饮停并存，病位以肾为主，兼有心脾之累，实是准确运用本方所需注意之处，亦是仲景公之心法。

因为温阳药有助阳升压的作用，故此对于肝肾阴虚，肝阳偏亢的证候不可妄用此方。然而针对"肾阳不足，水气上凌"之病机又非温莫效。怎么办？故此必须慎于辨证，绝不可孟浪。必须掌握其"身寒肢冷，眩晕浮肿，腹痛便溏，小便不利，脉弱，舌青，苔水滑"的阳虚特点。现代临床上用于治疗高血压、梅尼埃病、颈椎病、青光眼、眩晕耳鸣之证，辨证是指"阳虚饮阻清阳"。常合四物汤同用，是其于"治风先治血，血行风自灭"的认识，疗效也不错。但是由于四物的滋腻之弊，可导致十分严重的胃脘痞满。而加入石决明、牡蛎、珍珠母等药物重镇降压，因其性味偏寒，往往对胃产生凉遏的现象，胃痞不舒。故此选择用药的品种，最好是不伤脾胃的，用量不宜过大，中病即止，既可镇降，又不过碍，彰显疗效。恩师陈瑞春先生，生前鄙人曾问可否加入一些清肝利胆的苦寒药"反"佐一下真武汤。恩师讲切记绝不可加。因为在纯阳无阴药中加一些苦寒之类是不是要给阴寒助力呢？是不是要降真武之纯阳之力呢？显然从本质上讲是根本不对的。此也是应用该方应该注意的问题。

就是悉心求证，在临床上也不尽然能辨证准确。到底是脾土水泛还是肾阳不足而水患为邪，辨证极为关键。恩师陈瑞春先生曾治一王姓患者，"全身水肿，四肢清冷，头晕乏力，小便短少，脉细而缓，而临床检测正常"，先用益气健脾之防己黄芪茯苓汤。前3剂有效，而再进2剂，病未减，症复如故。悟到病在肾，而治在肺脾，治肺脾乃是治末而非治本之法，侧重于利水，虽小有疗效，却忽略了肾之真阳不足，治肺不治肾，非其治也。后改用真武汤治疗，应手取效。明确地告知我们，都是在制水，但毫厘千里，不可不慎。

1. 真武汤治疗高血压病

高血压病病因未清楚，血压增高后会有头昏、头痛、耳鸣等症状，并常常伴生心脑血管病证，及时治疗十分必要。但是西医主张要终身用药，由此可能带来肝肾功能的损害，运用中医中药的理论控制高血压病就突显出优势特点来了，通过几代人的努力，目前有十分明显的临床效果。

高血压病在临床上一般多以肝肾阴虚，肝阳偏亢证候出现，治疗上也多以滋水涵木，镇肝息风为主要方法。但是肾阳不足，水气上凌显然是不能用此方法来治。临床上就是这样，有阳证必有阴证的存在，阴阳永远都是一对整体，没有单一的个体。这也正体现出中医辨证论治的科学性。一切从证的特点出发，主观臆断是会害死人的，一阴一阳需要根据患者的临床特征来判断，这也正体现着仲景公辨证论治的理论精神。

临床上运用真武汤来治疗高血压证，是恩师陈瑞春先生总结前人的经验，经过50年的临床积累，临床上大胆尝试的心得。第一个吃西红柿的人是要冒风险的，让我们向前辈们致敬。运用真武汤治疗高血压病，首先要明确辨证要点，即"全身性恶寒，或兼有眩晕，浮肿，便溏，小便缺少，脉象虚弱，舌苔白滑，舌质青淡"的特征。

[病案举例]

张某，男，38岁，2009年5月诊。

患者患骨结核病，服用抗结核类药期间发现高血压病。收缩压

190mmHg，舒张压 110mmHg，服大量的降压药，但血压始终未能正常。近一年来，骨结核已愈，但血压很高。诊时精神尚可，胃纳可，偶有头晕，但自觉身冷，小便短少，舌苔水滑而质青，脉细弱而略沉。

处方：制附子 10 克，太子参 12 克，茯苓 30 克，白术 15 克，牛膝 10 克，白芍 10 克，龙齿 15 克，黄芪 15 克，灵磁石 15 克，生姜 3 片。

方用 3 剂，血压降至 145/90mmHg，脉象也变得沉稳有力，然舌苔白滑，质仍青淡。故又进 3 剂，血压 130/80mmHg。又用黄芪建中汤合四君子汤调理脾胃而后愈。

按：运用真武汤治疗高血压病，首先是要想到有此一方法，不可视温热药是高血压病的禁区，还有就是在辨证确当的时候，大胆使用。陈老先前讲过，用真武汤温降高血压病，一旦对证，阴霾四散，心阳振奋，肾水平持，使阴阳得以平衡，血压也自然恢复正常。对该种高血压病，非温降不能生效。但是对配合重镇药，一定要慎重，少用石决明、生牡蛎、珍珠母等性味偏寒之药，以防凉遏脾胃。

2. 真武汤治疗眩晕病

眩即眼花，晕是头晕，两者往往同时并见，故称为"眩晕"。《素问·至真要大论》曰："诸风掉眩，皆属于肝。"《灵枢·卫气》认为："上虚则眩。"仲景公认为"痰饮"是眩晕发病的主要原因，所以后世也有了"无痰不作眩"的理论依据。宋代以后，严用和在《重订严氏济生方》中指出："所谓眩晕者，眼花屋转，起则眩倒是也，由此观之，六淫外感，七情内伤，皆能导致。"《丹溪心法》曰："无痰则不作眩，痰因火动，又有湿痰者，有火痰者。"后秦景明在《症因脉治》中认为阳气虚是本病发病的主要病理环节。

中医认为眩晕病的产生原因，多是由于气血亏虚、肾精不足致清窍失养，或者是由于肝阳上亢、痰饮上逆、瘀血阻窍而扰动清窍发生眩晕，与肝、脾、肾三脏的关系密切。而在临床中，因阳虚水泛而作眩晕病者也不鲜见，为医者一定要重视。

[病案举例]

杨某，女，43 岁，2009 年 8 月诊。

患者患眩晕一病已越 3 年，曾在全国各大医院诊查治疗，药费达数十万元，但疗效一般。同时也遍请名医用中药方剂几百剂，却无济于事。查神经、血管、内分泌等科也无结果，但患者起则眩晕，行动不能超过 30 米，超过 30 米头晕目眩，双眼发黑，欲仆地。查患者汗出身冷，手足逆冷，身疲乏力，大便不成形，眠差而梦多，舌大而边有齿痕，而且有明显青紫，舌质青暗，脉细缓而无力，双下肢及眼睑浮肿，小便短少，心烦不宁，短气少力，故此认为是阳虚而导致水邪上泛，故决定用真武汤加味治疗。

处方：附子（制）15 克（先煎），白术 15 克，茯苓 30 克，白芍 10 克，桂枝 10 克，太子参 15 克，黄芪 15 克，远志 10 克，节菖蒲 10 克，灵磁石 30 克，柴胡 10 克，肉桂 3 克，朱砂 1 克（分 2 次冲服），生姜 3 片。

上方先用两剂，患者明显感到身轻，也可以行走 50 多米，眩晕有点好转。随后又用 15 剂，眩晕基本消失，但偶尔还会头晕。于是将附子从 15 克改为 10 克，又用药近 20 剂，其症未发，但觉全身乏力，眠差而梦多，于是改用十四味温胆汤而愈。随访近 5 年，患者始终未发。

按：由于本例眩晕之证，属于阳虚水邪上泛。前医者不悉心诊查，多用一些镇肝息风、平肝潜阳、清肝泻火、燥湿祛痰等方法，没有明确该证是阳虚水泛之证。而用真武汤治之，真所谓是"离照当空，阴霾四散"。肾阳振奋，水邪退却，而眩晕自止。

3. 真武汤治疗支气管哮喘

真武汤对支气管哮喘的治疗，主要是针对肾阳虚水泛而致的气喘。但是多少代人对这一古老的疾病进行探究，实至今日又有多少有效的方法呢？真正寻找到一条有效的方证理论很难。仲景公运用各种方法对付多种原因引起的哮喘，而且经过千年的锤炼在临床上仍然行之有效。

[病案举例]

岳某，男，71 岁，2008 年 11 月诊。

患者咳喘近 20 年，每至中秋节后开始咳喘。被多家医院诊为支气管哮喘、肺心病等病证，大量的服用支气管扩张剂、激素类药物，引起了多种并发症。今年寒冬将至，又发哮喘。患者喘不得息，呼多吸少，不能平卧，咳出大量的白色如蛋清状的泡沫稀痰，遇寒则加重，随时吸氧才可缓解症状。查胃纳一般，大便干稀不调，眠差，全身无力，动则喘重，不能接触烟雾、香水、油漆、粉尘、花粉、毛发等，不能食用生冷水果、瓜子、花生、油腻肉食、辛辣等食物，舌胖大边有齿痕，质青苔白腻，脉弦缓大。

处方：附子 10 克（制），生姜 3 片，茯苓 15 克，白芍 10 克，白术 12 克，细辛 3 克，黄芪 15 克，西洋参 10 克，五味子 6 克，肉桂 3 克，桂枝 10 克。

上方用两剂，喘息明显减轻。又用三剂，其症又减，后来反复治疗 3 个月愈。

按：由于真武汤温肾治水，而老年慢性支气管哮喘多因肺气不足，肾阴阳不足引起。中医讲肺主呼气，肾主纳气，在肺为实，在肾为虚。故具温阳利水之功的真武汤，对于年高体弱的老年慢性支气管哮喘几乎成了一张通用之方。

4. 真武汤治疗坐骨神经痛

坐骨神经痛是坐骨神经通路及其分布区的疼痛综合征，即疼痛位于臀部、大腿后侧、小腿后外侧和足外侧。

[**病案举例**]

于某，男，41 岁，2011 年 8 月诊。

患者自述左臀部疼痛不能坐下，并且腰背部僵直疼痛，大腿后侧疼痛，腓肠部疼痛麻木，足跟痛。腘窝部也疼痛明显，不能弯腰。CT 扫描示 L_{3-4} 椎间盘突出，压迫坐骨神经。查胃纳可，精神一般，大小便时也会引发疼痛的加重。舌淡而青暗，脉沉而细弱。认为是肾气不化，筋脉失养而致。

处方：附子 6 克，茯苓 12 克，白术 10 克，白芍 10 克，生姜 3 片，柴胡 10 克，金毛狗脊 30 克。

方用七剂，二剂时已痛减，尽剂后完好如初。患者觉腰背仍有不适感，又进五剂而后愈。

按：中医一般认为，坐骨神经痛系中医痹证范畴，以风寒湿痹、气血瘀阻、肝肾不足为主要证型。但据此对证治疗，收效却往往一般。"肝主筋，肾主骨"，故该证肝肾不足是可以确定的，一般是多因外力诱发而加重，而此种诱发余认为多是由于内虚的不足。故余认为肝郁血虚，血不养筋，肾阳虚乏，精不润骨是产生该病的主要原因。所以治疗时一定要重视乙癸同源的理论，在温肾利湿的同时，加入一些舒肝的中药，有时会起到事半功倍的疗效。

三三、小 陷 胸 汤

　　小陷胸汤是用于治疗小结胸证的主方，出自仲景公之《伤寒论》。结胸证是指有形之邪气凝结于胸膈，以胸脘部疼痛为主症的一种病证，是太阳病由虚至实而演变成的一类坏病，有热水互结而成的大陷胸汤所主的大结胸重证和痰热互结的小陷胸汤所治的小结胸轻证；也有与之相对应的寒实结胸之证，是一组十分棘手的病证。故此仲景公在遣方用药上也是药专而力猛，所以许多的医家畏甘遂、芒硝、巴豆之峻烈而畏首畏尾不用，实乃可惜仲景公之良苦用心。

　　结胸证开篇仲景公曰："问曰：病有结胸，有脏结，其状何如？答曰：按之痛，寸脉浮，关脉沉，名曰结胸也。"（128条）柯琴讲得好，"寸为阳，浮为阳，阳邪结于胸而不散，必寸部仍见浮脉。关主中焦，妄下而中气伤，故沉。寒水留结于胸胁之间故紧。不及尺者，所重在关，故举关以统之也。"该论断对仲景公之所论，实有见地。而仲景公对结胸证的形成机制也有专门的论述："太阳病，脉浮而动数，浮则为风，数则为热，动则为痛，数则为虚，头痛发热，微盗汗出，而反恶寒者，表未解也。医反下之，动数变迟，膈内拒痛，胃中空虚，客气动膈，短气躁烦，心中懊憹，阳气内陷，心下因鞕，则为结胸。"明确指出，太阳病虽有风邪在表，且"头痛发热，微盗汗出"，就是身痛发热，此时之热邪仍属无形之热邪，是风热相搏而成，此时只是表邪未解之时，断不可用攻下之法。而"恶寒者"，也是指邪未解之时，断不可用攻下之法，而"恶寒者"，也是指表邪未解之时，此理应法当汗解之法。而"医反下之"，表证未解而医下之，故仲景公曰"反"，邪气随之而内陷于里，邪入于里，正气与之抗拒相争，故有"膈内拒痛"。胃气也因误下而虚，邪气反乘虚而犯胸膈，胸为"气海"，受邪之阻，故而"短气"。邪气上扰于心，必烦燥而懊侬。说明结胸的形成主要在于外邪的内陷，若无外邪内陷，即使胸膈间存在停结的水饮，也不可能形成结胸之证。治疗不易，得病也不易。此种"妄下"医者是要负责任的，故古今之中医一般大都小心备至。

余以为，当前由于抗生素的泛滥，小陷胸汤证屡见不鲜，本方在临床上也具有了广泛的实践意义。

《伤寒论》138 条："小结胸病，正在心下，按之则痛，脉浮滑者，小陷胸汤主之。"此条是论述小结胸证痰热互结于心下，是由于太阳表邪入里化热，与心下之痰饮相结而成。痰热互结，则心下硬满，按之则痛，不按则不痛，说明邪浅热轻，病变的部位也比较局限。"心下"即是"胃脘部"，也即是"胃口"，相当于贲门下口、胃体上部的位置。与"大结胸证"相较，故称为"小结胸证"，但绝与大结胸证无关。两者主要区分开的原因是大结胸证是由于表热之邪与素饮之水邪互结，其证沉重而病变范围广泛，病情也较严重，而小结胸证是由于"虚数之火邪"与有形之痰互结，形成相对较轻的症状，故范围局限，病情也较轻缓。所以在治法上大陷胸汤以泻热逐水为法，而小陷胸汤以清热消痰为主。两方的作用迥乎不同，各有所主，故有惧大陷胸汤过峻，而以小陷胸汤治大结胸证，不仅不会收效，反而会延误病机，导致病情恶化，甚至死亡。张令韶云："汤有大小之别，证有轻重之殊，今人多以小陷胸汤治大结胸证，皆致不救，遂谓结胸为不可治之证。"由于大结胸证是热与水结于胸腹，而水结宜下，故用甘遂、葶苈子、芒硝、杏仁、大黄之物；而小结胸证是热邪痰结于心下，痰结宜消，故用瓜蒌、半夏、黄连。由于对象的不同，所以治法上也不同。大小结胸证之分，仲景公只是从致病的原因上归到一起，又根据病证的轻重区分了大小，而此两证根本不是一回事。

小结胸证是热实结胸的轻证，病机为邪热内陷与痰饮互结于心下，其向上可影响肺气，使之宣降失常，则咳痰与喘鸣并作。其在心下者，涉于胃，致使胃气不降，则可使呕恶并见。本方功能清热化痰开结，为痰热内结之良方。临床上凡属痰热互结，症见胸脘痞满，按之疼痛，或咳嗽、气急，痰黏便秘、口苦、苔黄腻、脉浮滑者皆可用之。用于现代临床上食管炎、急慢性胃炎、胃溃疡、十二指肠溃疡、胆囊炎、急慢性肺炎，均有较好的疗效。特别要指出的是由于滥用抗生素，在感冒后期，出现心下痞满，短气咳嗽，咯吐黄痰，呕恶并见，胃纳呆滞等症，用之也行之有效。对于长期服用吲哚美辛、芬必得等药产生的恶心、呕吐、腹痛、腹泻、溃疡、黄疸、转氨酶升高、血尿等也可以辨证用之。

刘渡舟先生曾讲瓜蒌一药，不仅可以清热涤痰通便，还可以活血化瘀、通痹止痛。《伤寒论》与《金匮要略》中均提到瓜蒌含有止痛的效应，主治胸痹疼痛，不用活血化瘀之品，而仅用瓜蒌等便可止痛。刘老用小陷胸汤治疗证属痰热凝结、脉络瘀滞的心血管病，每每可收到满意的疗效。然今医之治，一见心胸疼痛疾患，开手便用了红花、桃仁、丹参、赤芍之类，对瓜蒌弃而不用，可算是临床的一大损失，实不知仲景公昔日用瓜蒌治胸痹之奥义。

1. 小陷胸汤治疗小儿外感发热

小儿外感发热是儿科的常见病，也是儿科临床急症。中医对小儿外感发热的治疗经过历代医家的锤炼，其实已经到了炉火纯青的地步。只是因为中医自身的原因，导致失去中医药展示的平台。自身原因似乎更严重一些，任何学科都有其自身的局限性，但没有比中医自暴自弃更可悲的了。

中医认为小儿为纯阳之体，稚阴稚阳，由于形气未充，脏腑柔弱娇嫩，故易寒易实、易虚易热，发热容易，传变也迅速，病情也极为复杂，而小儿外感发热又是表现极为多见的一种症状，且往往伴随呕吐和大便的异常，来势极为迅猛。而治疗上，如果在 72 小时内不能解决，转化为他病的可能性极大，这就要求对该证的治疗必须有行之有效的手段。

[**病案举例**]

程某，男，2 岁，2012 年 7 月诊。

患儿突然发热，体温 39℃，并伴呕吐，大便稀溏，询其因，患儿平素胃口极佳，但也因此常常食积。前不久半月前，也是因高热用抗生素治疗 5 天，刚刚痊愈。此次又因多食冰激凌而突然发病。查舌红而苔黄，指纹达关。

处方：瓜蒌 12 克，半夏 6 克，黄连 3 克，鸡内金 8 克，射干 6 克。

方用两剂，一剂止，两剂已。

按：小儿贪凉于大病之后，而胃纳呆滞，胃气一直未复，故而直中，是符合小陷胸汤的治疗范围，故而用之，没想到疗效奇佳。此法也不失为治疗小儿贪凉的一种思路。仲景公之治，只要对证，则可应手而解。

2. 小陷胸汤治疗乳腺炎

[病案举例]

原某，女，28 岁，2015 年 5 月诊。

患者初产 2 个月后，哺乳时乳头有明显的刺痛感，后用温水热敷后有明显改善。过两三天后乳头又感疼痛，乳房也肿胀疼痛，触摸时有明显的结块，有压痛。诊时患者患侧乳房疼痛剧烈，皮肤红肿灼热，心烦易怒，恶心厌食，口干思饮，高热不退，同侧腋下淋巴结肿大，乳房肿块中央变软，按之有明显的波动感。舌红而苔薄，脉滑而数。此系急性乳腺炎脓肿已成。

处方：全瓜蒌30克，法半夏12克，黄连3克，连翘15克，蒲公英30克，皂角刺10克。

方用三剂，诸症减退，疼痛若失。又进三剂其症愈。

按：小陷胸汤为祛痰剂，具有清热化痰，宽胸散结之功效。主治痰热互结之结胸证。针对该证加入皂角刺，可以增强其软坚破结的作用。

三四、理中丸、汤

理中丸、汤见于仲景公《伤寒论·辨霍乱病脉证并治》。

自叔和先生将《伤寒论》重集成册，历代医家无不奉为圣典。然而由于历史的原因，遗漏、编混也是情理之中，故而也留下了诸多悬案。但是仲景公不可能复生，只有认真遵循他老人家辨证论治的思想，才能发展中医科学，以救天下苍生之苦厄。

讲这些的原因是因为理中丸、汤的归经问题。后世医家多认为此方该是太阴病的主方。太阴病，以吐利腹满痛为纲，而于《伤寒论》第277条中曰："自利不渴者，属太阴，以其脏有寒故也，当温之，宜服四逆辈"。而太阴主内，为阴中之阴，最畏虚寒，用温补以理中，此正法也。而理中丸、汤由人参、白术、干姜、炙甘草组成，当属"四逆辈"。且加减法中又详其吐多、下多、腹满痛之法，如"腹满者，去术，加附子一枚""寒者，加干姜，与前成四两半"，可证其当属"四逆辈"。太阴病篇中无主方，此举引起了许多有识医家的不满。柯琴认为"叔和不能分明六经之方治，而专以汗、吐、下之三法教人，重集诸可与、不可与等浮泛之辞，以混仲景切近的当之方法，是点金成铁矣……而叔和录之与大病差后治真吐一症，是坐井观天者乎。"此等言词在柯琴儒雅中和的文风中实为罕见，同时也表达了一位先哲恳切之意，展示了理中丸、汤归经的重要性及其在太阴病中的临床作用。只有肯定理中丸、汤的归经，才能显示该方在临床中的实际意义，然而在各种中医教材中，理中丸、汤仍属在辨霍乱病脉证并治篇中，时至今日，难道我们也还在"坐井观天"吗？

清代吴谦编撰的《医宗金鉴·订正仲景全书》中，直接将理中丸、汤编入"辨太阴病脉证并治"中，并列为了首方。充分说明了清代的医家通过临床实践，在理中丸、汤的归经问题上已经达成了共识，理中丸、汤该回归太阴病篇。仲景公曰："理中者，理中焦"，此论皆与太阴脾经的生化机制相关。夫太阴脾经，其为湿土纯阴之脏，故病一入太阴，则邪从阴化者多，从阳化者少。而邪从阴化，腹满而腹自痛，寒邪循脉而犯胃，故吐食不下，此太阴里虚，邪从寒化之证，当以理中、四逆之辈温之。

太阴者，阴中之至阴，故畏虚寒。而柯琴对于太阴病的论断甚为贴切。"太阴病，以吐利腹满痛为提纲，是遍及三焦矣。然吐虽属上，而由于腹满；利虽属下，亦由于腹满，皆因中焦不治以致之也。其来由有三：有因表虚而风寒自外入者，有因下虚而寒湿自下而上者，有因饮食生冷而寒邪由中发者，总不出于虚寒。法当温补以扶胃脘之阳，一理中而满痛吐利诸症悉平矣。故用白术培脾土之虚，人参益中宫之气，干姜散胃中之寒，甘草缓三焦之急也。且干姜得白术，能除满而止吐，人参得甘草，能疗痛而止利。或汤或丸，随机应变，此理中确为之主剂欤。夫理中者理中焦，此仲景公明训。"在此论中柯琴明确指出，该方是温运脾阳的主方。因此，凡脾胃虚寒，中焦升降失常之证，无论外感内伤，均可用之。

理中丸、汤一方两法，既可制成丸剂，也可改为汤剂煎服。丸剂一般以病势轻缓且需久用者，而汤剂较丸剂效速而有力，在临床上可以根据病情缓急而酌用。

加减法："脐上筑者，肾气动也，去术加桂四两。吐多者，去术加生姜三两。下多者，还用术。悸者，加茯苓二两。渴欲得水者，加术，足前成四两半。腹中痛者，加人参，足前成四两半。寒者，加干姜，足前成四两半。腹满者，去术加附子一枚。服汤后，如食顷，饮热粥一升许，微自温，勿发揭衣被。"

仲景公所列举理中丸、汤随证加减之八法，意在"病皆与方相应"，随证化裁，更加切中病机，以提高疗效。

然何为理中？程应旄曰："阳之动，始于温，温气得而谷精运，谷气升而中气赡，故名曰理中。实以燮理之功，予中焦之阳也。盖谓阳虚，即中焦失守，膻中无发宣之用，六腑无洒陈之功，犹如釜薪失焰，故下至清谷，上失滋味，五脏凌夺，诸症所由来也。参、术、炙草，所以守中州，干姜辛以温中，必假之以焰釜薪而腾阳气。是以谷入于阴，长气于阳，上输华盖，下摄州都，五脏六腑皆以受气矣，此理中之旨也。"从程应旄的此论中我们可以认识到，中焦之阳，犹如釜底之薪火，故得中焦之气，可以安五脏六腑，也

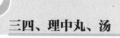

是理中丸、汤在临床中的实际意义所在。

理中丸、汤在现代临床中临证运用范围极广。如现代医学之慢性胃炎、消化性溃疡、慢性肠炎、慢性结肠炎、慢性肾炎、慢性肾功能不全、慢性支气管炎、冠心病以及吐血、便血、妇人崩漏、带下等皆可用之。

历代的中医根据理中丸、汤的基本理法，通过加减化裁运用于临床，取得了可靠的疗效，也给我们留下了极其宝贵的经验。在《万病回春》中加一些砂仁、苏子、沉香、陈皮、茯苓之类的用于治寒喘。《普济方》中加木香、肉蔻治产后下痢。《古今医彻》中加乌梅、川椒治吐蛔之证。《广嗣纪要》中加藿香叶治妊娠呕吐。《医林绳墨大全》中加吴茱萸、生姜、大枣治痰多呕吐。《症因脉治》中加黄连治"胃虚挟食，痞满发热"。在《风痨臌膈》中加茯苓、陈皮、半夏、丁香、柿蒂治疗呃逆连声。总之理中汤丸、汤经过千百年的临证应用，越来越显示出其特有的功效。只是在归经的问题上，不可否认其该作为太阴经病的首方。

1. 理中汤治疗妊娠恶阻

[病案举例]

张某，女，26 岁，2013 年 6 月诊。

患者于妊娠 2 个月开始恶心呕吐，妊娠 3 个月后不减，反而逐渐加重，食入即吐，后不食也吐，酸苦黄绿汁液并夹杂有血液。想了许多的办法，但病势不减。遂请余诊，建议她终止妊娠。但产妇本人与家属多不同意，还是想尽力挽回，诊其形瘦体疲，面带愁苦之色，嗳气，长叹息，心烦易哭，头晕目眩，体乏无力，问其年轻时有痛经史，常食生冷后胃部疼痛痞满，大便不成形，舌淡白而脉虚大无力。认为是脾胃阳虚，气虚不固之证。

处方：人参 10 克，炒白术 15 克，干姜 5 克，炙甘草 10 克，砂仁 10 克，檀香 6 克，藿香 15 克，姜半夏 10 克，陈皮 10 克。

上方五剂，嘱其家属不要一次性饮尽，而是放入保温杯中，每隔 20~30 分钟饮一两口，每日一剂。尽剂后呕吐渐止。又用五剂，其症愈，足月后产一男婴。

2. 理中汤治疗哮喘

[病案举例]

梁某，男，43 岁，2014 年 10 月诊。

患哮喘5年，多在秋冬季节发作。近日因中秋节临近，食西瓜等后发作。鼻塞流涕，咳嗽胸闷，咳出大量的白色泡沫痰，呼吸急促，不能平卧。用平喘镇咳、祛痰等药后，其症状不能缓解，故寻中医治疗。症状夜间明显重于白天，大便稀，舌淡白而边有齿痕，脉数而沉细。此系寒饮入肺，闭阻气道而成。

处方：人参10克，白术（炒）15克，茯苓30克，干姜4克，炙甘草6克，麻黄10克，射干10克，炒杏仁15克，炒山楂30克，肉桂6克。

上方用五剂，患者服用而其症减；又用五剂，其症基本上平复；后用理中丸连续服用三个月，基本痊愈。

按：脾为肺之母，肺中津气有赖于脾气的充养。"脾气散精，上归于肺"，肺气肃降及通调水道有赖于中焦脾胃的枢运。若脾阳不足，清气不升则肺失所养，水湿失于温化，上逆于肺，则致咳喘。理中汤温脾土，化寒湿，复气机升降，咳喘止矣。此案寒饮入胃，与素饮合而成邪，上冲于胸肺之间，始行哮喘之证，寒邪作乱，非大温大热不足以化，故在健脾之中纳入温肾之肉桂以化寒邪。肾根得温，则可纳气，故该证缓缓得平。